Der heilige Hunger

Stephanie Grant

Der heilige Hunger

Die Geschichte einer Magersüchtigen

Aus dem Englischen von
Elke vom Scheidt

Scherz

Für meine Mutter,
Edna Katherine MacNeill Grant,
und für meine Schwester,
Jaime Marie Grant,
die mir, jede für sich,
die Welt geschenkt haben.

Die Originalausgabe erschien unter dem
Titel «The Passion of Alice Forrester» bei Houghton Mifflin, New York.

1. Auflage 1998

Das Leben ist kurz, aber das Verlangen, das Verlangen ist lang.
Jane Hirschfield

In jeder dicken Frau steckt eine noch dickere.
Barbara Goldberg

Prolog

Wir warten auf Erleuchtungen. In Kreisen gruppiert, auf Metallklappstühlen oder im Schneidersitz auf Schaumstoffmatten auf dem Fußboden, warten wir auf Augenblicke der Einsicht und Selbsterkenntnis. Sie kommen regelmäßig. Ganz ähnlich wie die Erlösung in christlichen Kirchen kommen muß. Zuerst angespanntes Schweigen. Dann ein Aufruhr, ein Schwall häßlicher Worte, die durch den Raum fegen wie ein Wind, ein stockendes Geständnis. Dann die Ansteckung.

Wir warten darauf, daß wir herausfinden, was mit jeder von uns nicht stimmt. Was passiert ist. Wann und wie der Schaden angerichtet wurde. Wer das Werkzeug war, wer irgendeinen simplen Mangel oder nicht ganz so simplen Exzeß in Selbsthaß verwandelt hat. Mangel und Exzeß, das sind die Eintrittskarten: Wer hätte gedacht, daß Mäßigung sich als so wesentlich erweisen würde? Genug Liebe, aber nicht zuviel. Genug Disziplin, aber nicht zuviel. Genug Moral, aber nicht zuviel.

Die Therapeuten wirken wie Stimmgabeln für diese Erleuchtungen. In der Einzelsitzung hämmern sie dir ein: *Und dann und dann, und wie hast du dich dabei gefühlt?* Aber in der Gruppentherapie demonstrieren sie ihr wirkliches Genie, indem sie ganz sachte aus einem einzigen wurmstichigen Wort vielfältige Geständnisse herausholen. Scham. Schuld. Verantwortung. Vater. Mutter. Bruder. Die Wahrheit ist: Jede beschuldigt irgendjemanden. Jede gibt vor, daß sie hier sei, liege irgendwie nicht an ihr.

Ich habe versucht, den Betreuern meinen Standpunkt zu erklären, aber sie wollen nicht zuhören. Sie sehen uns als Personen ohne freien Willen. Unfähig zu Entscheidungen. Sie haben ordentliche quadratische Schachteln für alles in ihrer Welt, und ich muß in die Schachtel passen, auf der steht, daß Selbstaushungerung das gleiche ist wie Selbsthaß.

Sie könnten nicht falscher liegen.

Meine Anorexie ist eine Form der Selbsterkenntnis. Die Leute meinen, wir Anorektikerinnen betrachteten uns selbst als dick und würden durch Diäten unsichtbaren Speck weghungern. Aber die Leute haben Angst vor der Wahrheit: Wir sind uns selbst lieber so: heruntergebrannt bis auf die Knochen, auf das Wesentliche. Wie beim Kochen (in meinem Fall vielleicht ein etwas paradoxer Vergleich), wo ich statt von Reduzieren lieber von *Läutern* rede. Ich weiß haargenau, wie ich ohne überschüssiges Fleisch aussehe. Ich kenne jeden Zoll Haut, jeden Muskel, jeden Knochen. Ich sehe, wo und wie sie miteinander verbunden sind. Ich kann die Sehnen und die Gelenke benennen. Ich kann den Knorpel fühlen. Wenn ich esse, verfolge ich die Nahrung, die verdaut wird, beobachte, wie der Klumpen Karotten- oder Reiskuchen weniger wird, bis schließlich die Ausscheidung stattfindet.

Das ist es, was uns trennt – vom Rest der Welt und von den anderen Frauen hier: Anorektikerinnen unterscheiden zwischen Verlangen und Bedürfnis. Zwischen Wünschen und Müssen. Einfach zu wissen, wo ich anfange und aufhöre, scheint heute und in meinem Alter eine bemerkenswerte spirituelle Leistung zu sein. Warum das aufgeben? Warum weniger anstreben? Warum sich anpassen?

In Seaview haben sie eine beschränkte christliche Vorstellung von Spiritualität. Meine Anorexie ist religiös in dem östlichen Sinn: daß sich selbst ganz und wahrhaft zu kennen Gott zu kennen bedeutet. In den frühen Tagen des Christentums gab es einen Ableger des Katholizismus, der sich mehr auf Erkenntnis als auf Glauben konzentrierte. Die Anhänger nannten sich Gnostiker. Sie waren Meister in der individuellen Interpretation der Geschichte Christi; sie glaubten an die Auferstehung als an eine Metapher.

In Seaview nehmen die Betreuer die Auferstehung ganz wörtlich. Tatsächlich nehmen sie alles wörtlich, und das macht sie so humorlos. Sie haben die Phantasie zugunsten des Glaubens an ihre Macht aufgegeben, uns zur Auferstehung zu verhelfen, unser altes Selbst zurückzubringen, das von *vorher*. Das nennen sie Heilung.

Ich aber bin dem gnostischen Grundsatz verpflichtet, der besagt, daß meine eigene Erfahrung, meine eigenen Einsichten ebenso bedeutsam sind wie die Überzeugungen der Orthodoxen, die einfach das Glück haben, an der Macht zu sein. Und wie die Gnostiker vor mir glaube ich weiterhin an meine eigene Fähigkeit zum Göttlichen.

Teil I

I

Die Toilettentür war verschlossen. Nach meinem Gespräch mit Dr. Paul bat ich «Schwester», sie zu öffnen. Sie reichte mir meine Reisetasche und nahm ein Schlüsselbund aus der tiefen Bauchtasche ihres Schwesternoveralls, wo es Löcher in den Polyester gebohrt hatte. Sie schob mich über die Schwelle und stoppte den Rollstuhl. Ihr breiter weißer Rücken hielt die Tür angelehnt. Ich zögerte. Ich hatte gehofft, sie würde mich den ganzen Weg bis zur Behindertenkabine rollen, der vierten in einer Reihe nach drei schmaleren Kabinen, groß und geräumig wie ein Haus, die riegellose Tür weit geöffnet. Ich konnte die dicken Haltestangen aus Chrom darin sehen.

«Wir haben nicht den ganzen Tag Zeit», sagte «Schwester».

Ich stellte die Tasche auf den Boden – Syd hatte ein paar Alltagssachen eingepackt, nicht bloß Nachthemden –, schob die Decken vom Schoß und befreite meine Füße. Das Krankenhaushemd reichte mir nicht mal bis an die Knie. Ich schaute über die Schulter. «Schwester» starrte aus der Badezimmertür und ignorierte absichtsvoll meine nackten Schenkel und die Hüttenschuhe – teils Strümpfe, teils Slipper –, die mir auf die Fußknöchel gerutscht waren. Ich zog sie hoch und stemmte mich aus dem Rollstuhl. Die Kälte der weißen Fliesen drang durch die Wolle.

Ich streifte die Becken gegenüber den Kabinen; meine Fingerspitzen strichen über das kühle Porzellan, meine grauen Augen folgten meinem Bild in den Spiegeln. In der Medizinischen hatten die Schwestern gesagt, die Augen seien das Beste an mir; ich hatte immer gedacht, das seien meine Haare, pechschwarz und wellig selbst unter den schlimmsten Umständen. Die Behindertenkabine am Ende der Reihe hatte ihr eigenes passendes Zwergenbecken mit schrägem Spiegel, der meine Knöchel und

Waden sehen ließ. Ich konnte mich nicht erinnern, wann ich sie zum letztenmal rasiert hatte.

«Ich wette, die Dicken gehen hier rein», sagte ich und wies auf die geräumige Kabine. «Schwester» trommelte mit den Fingern auf die schwere Holztür.

Ich saß auf meinen Händen auf der Schüssel in der dritten Kabine, zu schwach, um zu kauern, und bemühte mich, ohne Geplätscher in einem dünnen, geraden Strahl zu pinkeln. «Schwester» tat so, als höre sie nichts.

«Dr. Paul ist ein Fiesling», sagte ich, nachdem ich gespült hatte.

«Schwester» zuckte mit den Schultern. «Schlimmer als einige, besser als andere.»

Als ich in den Rollstuhl zurückkletterte, kratzte mir die metallene Fußstütze etwas Haut von der Wade. Ich beugte mich vor und rieb den Schmerz weg; morgen würde ich einen blauvioletten Fleck haben. «Er hat fette Hände», sagte ich.

«Schwester» stopfte die Wolldecke um meine Beine fest und gab mir die Tasche zurück. Ihre Hände waren langfingrig mit großen roten Knöcheln. Sie war meine Lieblingsschwester in der Medizinischen, unaufdringlich und ehrlich. Während meiner drei Wochen dort hatte sie mich nie darüber belogen, was weh tun oder wer zuständig sein würde. Ich nannte sie einfach «Schwester», weil sie die Verkörperung ihres Jobs zu sein schien. Als ich in die Psychiatrische verlegt wurde, verlangte ich, sie solle mich hinfahren.

«Schwester» steuerte den Rollstuhl geschickt wieder aus der Toilette und über den Flur zum Aufzug. Ich konnte die Tür zu Dr. Pauls Sprechzimmer sehen, wo ich untersucht worden war. AUFNAHME, *DR. P. SAMPSON* stand in großen Blockbuchstaben darauf. Syd war noch drinnen und bekam ... ich weiß nicht was, vielleicht allerletzte Instruktionen als Mutter der Kranken.

Während der Untersuchung hatte er nicht viel zu mir gesagt. Syd hatte im Vorzimmer gewartet, während seine Cherubinhände im Untersuchungszimmer über meinen Körper wanderten und Herz, Lungen und Blutdruck prüften. Er klopfte auf meine Brust und meinen Rücken, als halte er nach versteckten Balken in einem alten Haus Ausschau.

«Alles ist da, wo es sein sollte», sagte er und zog die Augenbrauen hoch.

Ich lachte nicht.

Danach, im Vorzimmer, ließ er mich vor Syd auf die Waage steigen. Es war eine altmodische Doktorwaage, geformt wie ein riesiges T, mit einem Metallarm, um die Größe zu messen, und einer dicken Metallplatte, auf der man stand. Ich hielt das Krankenhaushemd hinten zusammen und trat auf die Waage. Meine Zehen in den Hüttenschuhen krümmten sich.

Die erste Überraschung war, daß ich um einen halben Zentimeter geschrumpft war: hundertneunundsiebzig Komma fünf. Niemand außer mir war beunruhigt. Dr. Paul fummelte mit den Gewichten herum, fing erst mit dem Zentnerblock an, schob diesen dann zurück und bewegte die kleineren Gewichte. «Zweiundvierzig und drei Viertel», sagte er, ohne den Hebel ins Gleichgewicht kommen zu lassen.

Syd sah aus, als hätte sie eine falsche Abzweigung genommen. «Was ist das, Dr. Sampson, metrisches System?»

Wieder zog er die Augenbrauen hoch. Dann bestand er darauf, daß wir ihn Paul nannten, beide natürlich, aber es galt Syd. Er ging zu seinem breiten Eichenschreibtisch hinüber und nahm einen limonengrünen Aktendeckel von einem vielfarbigen Stapel. Er lächelte Syd an.

«Alice wurde mit einundvierzig drei Viertel aufgenommen, verlor zwei durch das Initialtrauma, und nun, nach einer Woche intravenöser TPN und einer weiteren Woche Flüssignahrung, ist sie wieder auf – was hatte ich noch gesagt?» Er sah mich an und dann Syd. «Zweiundvierzig und drei Viertel. *Kilo,* Mrs. Forrester.»

Da hörte ich zum ersten Mal, daß ich die Vierzig unterschritten hatte.

Syd beugte sich auf ihrem Sessel vor. Ihre Augen glitten über meine Fußknöchel, Knie, meine Schenkel mit der kreppartigen

Haut und mein weißes Klinikhemd. Bei meinem knochigen Gesicht hielten sie inne. Ihre Pupillen zogen sich zusammen. Zum ersten Mal in drei Jahren *sah* sie, wie ich aussah. Was ich wog. Es war nicht so, als hätte sie nicht gewußt, daß ich anorektisch war: Sie hatte es bloß nicht gesehen.

Dr. Paul trat hinter seinem Schreibtisch hervor. Er tätschelte ihre schlanke Hand mit seiner fetten und sagte: «Manchmal sind die Zahlen für die Familienangehörigen am schlimmsten.»

Als der Aufzug sich mit einem «Ping» öffnete, schob «Schwester» mich auf die Seite, ließ die Fahrgäste aussteigen und rollte mich dann rückwärts in die beigefarbene Kabine – die einzigen Wände im Krankenhaus, die nicht ultraweiß waren. Ehe die Aufzugtüren sich schlossen, sah ich Syd und Dr. Paul aus dem Sprechzimmer kommen. Er war etwa einen Kopf kleiner als sie; sein langes Haar rund um die kahle Schädeldecke hing ihm strähnig über die Ohren; sein Gesichtsausdruck wirkte professionell und bedauernd, als habe ausgerechnet *er* etwas zu bereuen. Syd in ihrem nadelgestreiften Hosenanzug sah smart und angeregt aus. Wenn man sie nicht gut kannte, konnte man ihr nicht anmerken, daß sie gerade eine erschütternde Nachricht erhalten hatte; wenn man sie nicht gut kannte, konnte man meiner Mutter eine Menge Dinge nicht anmerken. Im letzten Lichtschimmer, ehe sich die Türen schlossen, sah ich, daß Dr. Pauls rosafarbene Hand nach ihrem Ellbogen griff.

2

Ein glücklicher Zufall wollte es, daß die Anwaltsfirma meines Vaters in den letzten fünf Jahren die Steuererklärungen für Seaview gemacht hatte. Der noch glücklichere Zufall war, daß einer der Partner meines Vaters und nicht mein Vater selbst sie bearbeitet hatte, und so erkannte niemand in der Verwaltung meinen Namen, als ich aufgenommen wurde. Das bedeutete, daß wir, meine Familie und ich, den Vorteil hatten, ihre Geschichte zu kennen, ohne daß sie unsere kannten.

Dad sagte, die drei identischen Ziegelgebäude von Seaview – die Medizinische Klinik, das Forschungsgebäude und die Psychiatrische Klinik – seien 1957 erbaut worden, ein Dutzend Jahre nach Kriegsende. Damals erlebte die Psychiatrie einen unerwarteten Boom; Betty Friedans Hausfrauen und aufsässige Veteranen suchten in großer Zahl Hilfe. Der Seaview-Komplex war ein Experiment: Die räumliche Nähe der drei Gebäude ermöglichte den Forschern regelmäßigen Zugang zu ihren Patienten, so daß sie die Zusammenhänge zwischen psychischer und physischer Krankheit besser studieren konnten. Doch gegen Ende der sechziger Jahre wurde klar, daß das Experiment fehlgeschlagen war. Die Forscher mochten die Patienten nicht, oder es gab nicht genug von ihnen mit der gleichen Krankheit für eine richtige Studie; und die Patienten verabscheuten die Forscher, die, wie sie klagten, dauernd versuchten, sie zum Ausfüllen von Fragebogen zu bewegen.

Dad setzte mich an dem Tag, an dem über meine Verlegung in die Psychiatrische entschieden wurde, über alle Einzelheiten ins Bild. Ich wurde nicht gerade zwangsweise eingewiesen, aber die Ärzte machten klar, daß es dazu kommen würde, wenn ich nicht freiwillig ginge. Dad hatte seine Akten über Seaview in mein Zimmer auf der Herzstation mitgebracht und las mir

Auszüge vor. Mein Vater und ich waren gern gut informiert; das gab uns ein besseres Gefühl. Er und Syd und ich taten so, als hätten wir selbst entschieden. Es war das erste Mal seit der Scheidung, daß ich sie nicht streitend erlebte.

1973 wurde aus der Psychiatrischen Klinik von Seaview ein Alkohol- und Drogenrehabilitationszentrum; man ließ die mittellosen Spinner für die lukrativeren Süchtigen fallen. Im Forschungsgebäude fing man an, sich auf die Entwicklung von Entgiftungsmedikamenten zu konzentrieren; die Medizinische Klinik blieb mehr oder weniger unverändert und kümmerte sich um die allgemeinen Gesundheitsbedürfnisse der Mittelklasse von Marshfield. Die Abteilung für Eßstörungen wurde erst 1980 gegründet. Sie war die erste Behandlungseinrichtung dieser Art an der Südküste Bostons, nicht ganz auf halbem Weg zwischen der Stadt und Cape Cod. Als ich 1984 dorthin kam, lief das Geschäft gut.

Seaviews dreifach gefalteter Werbeprospekt zeigte auf der Vorderseite ein türkisfarbenes Seepferdchen und innen zwei Bilder von lokalen Stränden. Von keinem der drei Gebäude jedoch konnte man das Meer sehen. In der Broschüre stand, die Psychiatrische Klinik Seaview sei «elegant» und die Einrichtungen «auf neuestem Stand». Vielleicht 1957. Nicht, daß sie jetzt schäbig gewesen wäre. Doch die Funktion hatte eindeutig die Oberhand über die Form gewonnen.

Ich hätte Glück gehabt, sagten alle nach dem Herzanfall, wie immer, wenn etwas ganz Furchtbares, Katastrophales passiert ist; ich hätte Glück gehabt, nach Seaview gebracht zu werden statt ins Goddard- oder Carney-Hospital, die beide näher an der South Shore Plaza lagen, wo ich zusammengebrochen war. Syd und ich waren an diesem Montag für mehrere Kundinnen unterwegs gewesen, und als die Sanitäter Syd die freie Wahl ließen, entschied sie sich für Goddard, weil mein Bruder und ich dort geboren worden waren. Hier nun kam, den Freunden meiner Familie zufolge, mein extremes Glück ins Spiel. An diesem Tag hatte es einen Unfall gegeben, eine Massenkarambolage, ein Dutzend Wagen auf Route 24, wenige Minuten von Goddard entfernt. Wir erhielten den Anruf erst, als wir schon auf halbem Wege dorthin waren; die Stimme des Telefonisten quiekte hoch und aufgeregt durch das Funkgerät. Ich erinnere mich daran, weil ich versuchte, mich auf irgendein Geräusch zu konzentrieren, das nicht Syds Weinen war. Goddards Notaufnahme war voll; sie konnten uns nicht helfen. Es hätte zu lange gedauert, nach Carney zurückzufahren. Wir landeten in Seaview, fünfzehn Minuten östlich auf Route 123. Dort, so stellte sich heraus, waren die Kardiologen der Medizinischen – wegen der Nähe zur Psychiatrischen – erfahren im Umgang mit mageren jungen Frauen, deren Herzen versagt hatten.

3

Wir durften allein in die Cafeteria gehen, über die Treppe in der Mitte des Flurs neben dem Schwesternzimmer. An meinem ersten Tag in der Psychiatrischen begleitete mich Janine, meine Zimmergenossin. Die Cafeteria war groß wie die einer Schule oder eines Konzerns, mit Linoleumböden und flachen fluoreszierenden Lichtquadraten an der Decke. Doch statt der Standardtische aus Resopal und der Klappstühle gab es richtige Möbel.

Wir wählten an einem großen Bedienungsfenster unter drei Frühstücksvarianten. Das erinnerte mich an die High-School. Damen in rosa Kitteln und mit Haarnetzen standen hinter dem offenen Fenster und schoben uns Tabletts zu. Wir gingen hintereinander und suchten uns entweder pochierte Eier auf Weizentoast oder Haferbrei mit Äpfeln und Zimt oder Corn-flakes mit Banane aus. Janine erklärte, mittags und abends bekämen wir spezielle Tabletts mit unseren Namen darauf, aber beim Frühstück versuchten sie, uns die Verantwortung zu überlassen für das, was wir aßen. Ich verlangte eine frische Schüssel Cornflakes, auf die noch keine Milch geschüttet worden war. Eine der Bedienungen ging nach hinten und brachte mir eine trokkene Schüssel und ein kleines Glas Milch.

«Bitte sehr, Püppchen», sagte sie.

«Entfettet?»

Sie lächelte und verschränkte die Arme. «Wir haben hier nur entfettete Milch, Schätzchen.»

Janine winkte mir von einem der Tische aus zu. «Ich hab dir einen Platz freigehalten.» Sie wies auf einen gedrungenen roten Sessel mit Kissen. «Nimm den.» Sie hatte den Mund bereits voller Haferbrei.

Ich stellte mein Tablett auf den Tisch und zog mit beiden

Händen den Stuhl heraus. Nicht zwei waren gleich; sie stammten aus verschiedenen Räumen eines Hauses: Küche, Wohnzimmer, Stube. Janine saß auf einem Kapitänsstuhl aus Ahornholz.

«Die Sessel sind am beliebtesten», sagte sie.

Ich wußte, sie erwartete, daß ich dankbar war. Vermutlich gewann Janine auf diese Weise Freundinnen; sie sorgte dafür, daß man ihr etwas schuldig war. Sicher, man hatte sie angewiesen, sich um mich zu kümmern, aber ich konnte sehen, daß es ihr gefiel. Ich schaute mich im Raum um. Etwa ein Dutzend unförmiger Mädchen suchte sich Plätze an heimeligen Küchentischen. Ich hoffte, niemand würde sich zu uns setzen. Das Geplapper meiner Zimmergenossin reichte mir.

Ich zerdrückte die Corn-flakes auf dem Boden meiner Schüssel, während Janine alles wiedergab, was sie in ihren fünf Wochen in Seaview gelernt hatte; sie hoffte, in weniger als zehn Tagen entlassen zu werden, wenn alles gutging. Sie sagte mir, es sei völlig in Ordnung, Angst zu haben. «Alle haben zuerst Angst», sagte sie.

«Aber ich hab keine Angst», erwiderte ich. «Nicht so wie die anderen.» In meinen ersten vierundzwanzig Stunden hatte ich kein einziges Mal geweint, weil ich mir nicht leid tat. Und sie mir auch nicht. Wir hatten schließlich gewählt, was wir gewählt hatten. Ich sagte: «Ich hab bloß Angst, fett zu werden.»

Janine schaute auf ihren Haferbrei herunter, und ihr selbstgefälliges, herablassendes Lächeln schwand.

Ihre Kleider saßen eng. Sie hatte vermutlich zugenommen, seit sie hergekommen war.

Ich fragte mich, wem es überhaupt eingefallen war, uns alle zusammenzustecken. Die Fettleibigen zu den Dünnen. Die erste Aktivität am Morgen war eine öffentliche Meditation gewesen. In einem rechteckigen Raum am Ende des Flurs rollten wir uns auf Matten herum. Mary Beth, die Physiotherapeutin, brachte uns einfache Yogaübungen bei. Sie ließ uns die Gesichter nach Osten wenden, um die Sonne zu begrüßen. Die Sonne mußten wir uns allerdings vorstellen. Die Fenster waren mit taubengrauen Vorhängen verhängt. Zu meiner Linken und zwei Matten hinter mir schnaufte das fetteste Mädchen, das ich je gesehen hatte. Ich hätte sie gern genauer betrachtet, aber ich konnte ja schlecht den Hals nach ihr verrenken; Osten war Osten, und die Riesin saß westlich von mir. Trotzdem wurde ich den Gedanken nicht los: Was hatten wir einander zu bieten außer Grausamkeit?

Die einzig interessante Neuigkeit, die Janine zu berichten wußte, war, daß sowohl die Duschen als auch die Toiletten verschlossen waren.

«Warum die Duschen?»

Ihr Lächeln kehrte zurück. Janine hatte ein lebenslustiges Aussehen: der strammste Pferdeschwanz, den man sich vorstellen kann, hohe Wangenknochen und ein teures Make-up. Sie hätte als Majorette an der Spitze marschieren können. «Das Wasser übertönt jedes Geräusch», sagte sie.

«Also deshalb steht die Schwester Wache?»

«Genau.»

Ich stellte mir die nackte, pferdeschwänzige Janine vor, wie sie sich über das Ablaufbecken der Dusche kauerte. «Also hast du ...»

«Bulimie und Anorexie», sagte sie.

«Beides?»

«Beides.»

«Ich dachte, das wäre ein Widerspruch in sich.»

«Es ist neu, aber sehr häufig», sagte sie. «Was bist du denn, nur anorektisch?»

«Hm.»

«Da bist du heutzutage eine Seltenheit. Die meisten von uns sind beides.»

«Im Ernst?» Ich hatte gedacht, daß man entweder zuviel aß oder nicht aß; ich hatte gedacht, das wäre der grundlegende Unterschied.

«Ich hatte es mit diesen New-Age-Gesundheitsdiäten», sagte sie. «Das waren schlicht verkleidete Entzugsdiäten. Kein Zukker, kein weißes Mehl, keine Milchprodukte, kein rotes Fleisch, kein Koffein. Keinerlei Toxine.»

Ich wollte mich nach dem Erbrechen erkundigen, aber Janine wartete nicht auf Fragen.

«Ich aß sehr gesund: Gemüsesäfte und Weizenkeime, gedünstete Gemüse und braunen Reis. Algen. Hin und wieder ein freilaufendes Huhn – eins ohne Hormone. Und eine Menge Miso-Suppe.»

Mir wurde klar, daß alle so sein würden, jede begierig zu erzählen, was sie mit dem Essen machte. So, wie Mädchen im College über Masturbation reden. Ich fühlte mich altmodisch, als ich erklärte, ich zählte einfach Kalorien. Nicht, daß ich nicht eine Weile so gegessen hätte wie Janine; eine Zeitlang hatte ich jede Methode ausprobiert. Doch im Lauf der Jahre kehrte ich zum schlichten Kalorienzählen zurück: fünfhundert am Tag zum Halten des Gewichts, vierhundert zum Abnehmen. Ich liebte die Kontrolle, die absolute Fähigkeit, meine Nahrungsaufnahme zu bemessen. Keine Überraschungen. Keine Notwendigkeit, Abführmittel zu nehmen. Ich versuchte, es schlicht zu halten, was zufällig einer der faden Slogans von Seaview war. Wenn ich handhaben konnte, was hineinkam, dann konnte ich auch handhaben, was hinausging. Kein Drama, kein Durcheinander.

Janine zeigte auf meine Schale Corn-flakes. «Du brauchst das nicht zu tun.»

«Was tun?»

«Dein Essen zu verstecken.»

Die Corn-flakes waren mit Milch bedeckt.

«Sie zwingen uns nicht zu essen. Sie überwachen unsere Nahrungsaufnahme nicht einmal besonders. Sieh dir die Betreuerin dort an» – sie wies auf eine untersetzte Frau in einem geblümten Kleid – «das ist Gert. Sie hat Dienst.»

Gert ging von Tisch zu Tisch, plaudernd, das Kinn vorgereckt, die Hände hinter dem Rücken verschränkt. Sie sah sich die Gesichter an, nicht die Teller.

«Sie merkt sich, was du ißt, aber eine Zeitlang unternehmen sie nichts dagegen. Sie haben diese Theorie, daß du nach zwei Wochen von allein vernünftig bist.»

«Und was passiert, wenn ich das nicht bin?»

Janine zuckte mit den Schultern, und ihr Gesicht errötete am äußeren Rand etwas.

Ich fragte: «Wird man zwangsernährt?»

«Nicht eigentlich.»

«Was dann?»

Sie suchte den Raum ab. Ihre Augen fanden jemanden. «Siehst du das Mädchen, das an dem Tisch gleich neben dem Bedienungsfenster sitzt?»

Ich drehte mich um. Da war ein Mädchen, vielleicht zehn Jahre alt, das auf einem Küchenstuhl saß. Ihre Füße hingen über dem schwarzweißen Linoleumboden; wenn sie die Zehen reckte, würde sie ihn erreichen. Jemandes kleine Schwester, hatte ich gedacht.

«Amy ist seit drei Monaten hier. Sie entlassen sie erst, wenn sie ein bestimmtes Gewicht erreicht.»

«Wie alt ist sie?»

«Dreizehn.»

«Unmöglich. Sie sieht aus wie zehn, höchstens elf.»

«Ich weiß. Man sagt, daß sie ihr Wachstum vielleicht permanent zum Stillstand gebracht hat.»

«Sie hat eine Figur wie ein Lineal.»

«Das brauchst du mir nicht zu sagen.»

Janine hatte keine Figur wie ein Lineal, sondern eher wie eine Birne. Vielleicht war sie als Lineal hergekommen. Sie sagte: «Amy hat sogar ein Einzelzimmer.»

«Ein Einzelzimmer? Ich dachte, es gäbe nur Doppelzimmer.»

Janine schüttelte den Kopf. «Anfangs hatte sie eine Zimmergenossin, aber dann haben sie sie verlegt.»

«Warum denn das?»

«Wer weiß.» Janine wandte den Blick ab.

Ich fragte mich, ob sie es sehen konnte. Mein Verlangen, das Form annahm. Ich haßte es, wenn Leute wußten, was ich wollte. Unser Zimmer war torpedoförmig, und zwischen den Betten konnte man sich kaum durchzwängen. Letzte Nacht hatte ich zugehört, wie sie *nicht* schnarchte; immer, wenn sie kurz davor war, wenn ihr Atem ungleichmäßig wurde, hatte sie sich auf die andere Seite gedreht.

«Sie muß ziemlich verrückt sein, diese Amy», sagte ich, «daß sie ein eigenes Zimmer bekommt.»

Janine sah mich an und seufzte. «Ich glaube, Amy will einfach nicht, daß es ihr bessergeht.»

Ich nickte nüchtern.

«Und das ist das einzige, was sie verlangen.» Vor Rührung wurde ihre Stimme dünn. «Daß wir wollen, daß es uns bessergeht.»

«Hört sich vernünftig an», sagte ich, dachte an ein Einzelzimmer, träumte davon, was ich erbitten würde und wie. Aber ich wußte damals schon: Das war nichts, was man verlangen konnte.

4

Nach dem Frühstück gab es einen Vortrag über Ernährung und allgemeine Gesundheitsfürsorge. Stellen Sie sich vor, Leute, die sich den Finger in den Hals stecken – oder essen, bis sie umfallen, oder nicht essen, bis sie umfallen –, über Ernährung zu belehren. *Vitamine und das Immunsystem.* Als sei Wissen alles, was uns fehlte.

Dabei waren zwei der Frauen tatsächlich selbst Ernährungsfachleute – Janine und diese alte Dame. Ich beobachtete, wie sie sich komplizierte Fragen über Nahrungszusammensetzung und Aminosäuren ausdachten, die Hände in die Luft reckten, wenn sie meinten, sie könnten sich in Szene setzen. Die ältere Frau hatte es hauptsächlich mit Laxativa und den Därmen. Reinigung nannte sie das. Sie war noch immer aufgeschwemmt und leicht orange gefärbt von den Abführmitteln. Sie nahm etwa zwanzig am Tag. Sie hieß Victoria, aber man nannte sie Queen Victoria, weil sie so alt war, mindestens sechzig. Sie trug Bilder von ihren Enkelkindern mit sich herum, und zwar in einem brieftaschengroßen Fotoalbum, auf dessen Vorderseite «Die verrückte alte Oma mit den Bildern in der Tasche» stand. Es war aus rotem Kunstleder mit Goldbuchstaben und einem Schnappverschluß.

Von der Ernährung gingen wir zur Kunsttherapie. Obwohl wir eigentlich nirgends hingingen. Ein Summton signalisierte das Ende der Stunde. Keine Glocke. Er klang neutral wie eines dieser neuen Telefone. Auf diesen Ton hin verließen wir den Gruppenraum und standen ein paar Minuten auf dem Gang herum, während sie die Möbel umstellten und die Vortragenden wechselten. Es war keine Zeit, um etwas anderes zu tun, als sich Queen Victorias Bilder anzusehen. Fast alle der Kinder waren in dem Alter, in dem sie Zahnlücken haben.

Nachdem wir wieder drinnen waren, teilte uns die Therapeutin je nach Störung in Zweiergruppen ein. Wir bildeten eine krumme Reihe, Vielfraße mit Vielfraßen, Hungerkünstlerinnen mit Hungerkünstlerinnen, Frauen, die erbrachen, mit anderen Frauen, die erbrachen. Ein Mädchen blieb übrig: die dicke Schnauferin, der ich in der Meditationsstunde zugehört hatte. Die Kunsttherapeutin – sie hieß Cass – erbot sich, ihre Partnerin zu sein. Wir bekamen riesige Rollen körniges Papier, zwei Stück pro Paar. Cass sagte, wir würden lebensgroße Zeichnungen von unseren Körpern anfertigen. Sie könnten phantastisch oder realistisch sein, ganz wie wir wollten. Das einzige, was sie wahrheitsgetreu haben wollte, war der Umriß. Wir nahmen unsere Plätze auf dem Boden ein und ließen dazwischen genug Platz für Cass zum Durchgehen. Einige mußten bis auf den Flur ausweichen. Die Hälfte von uns legte sich auf die am Boden ausgebreiteten Papierrollen, während die andere Hälfte unsere Umrisse nachzeichnete. Die Ecken des Papiers rollten sich zu unseren Köpfen und Füßen ein, bis wir sie mit unseren Schuhen beschwerten.

Ich hatte gehofft, Amy würde meine Partnerin sein – ich wollte fragen, wie sie es angestellt hatte, ein Einzelzimmer zu bekommen –, aber sie war nicht zur Kunsttherapie erschienen. Cass sagte, Amy habe in den drei Monaten ihres Aufenthalts schon drei Körperzeichnungen vollendet. Ich fragte mich, wo sie statt dessen hingegangen sein mochte. Cass machte mich mit einer teigigen Anorektikerin namens Gwen bekannt.

«Guinevere?» fragte ich.

Sie schüttelte den Kopf, nein, aber sie sah aus wie König Artus' Gemahlin. Der Typ, der kein Leitungswasser trinkt, nicht einmal abgekocht als Tee. Und Perlen mit Badeöl in jedem Bad. Wie die, die ich meinem kleinen Bruder Alex zu essen gegeben hatte, als er drei war. Syd bewahrte sie dekorativ wie Obst in hölzernen Schalen auf dem Rand ihrer Badewanne auf.

«Gwendolyn?»

Sie nickte, und ihr weißblondes Haar begann sich aus dem Nackenzopf zu lösen. Sie bewegte sich behutsam, als hänge ihr Körper nur an Fäden zusammen.

Gwen kauerte sich neben meinem Ohr nieder und kroch auf dem Boden um mich herum; sie atmete vernehmlich, als sie meinen Umriß nachzeichnete. Ich bildete mit meinem Körper einen Hampelmann: Hände über dem Kopf aneinandergelegt, Füße gespreizt. Ich schloß die Augen. Unter meinen Handrükken fühlte sich das Papier rauh an. Meine Schulterblätter und mein Steißbein drückten durch das Papier auf den flachen grauen Teppich darunter. Gwen kroch um meine Füße herum. Sie war nicht gerade gesprächig. Ich öffnete ein Auge. Die Linie, die sie zog, war kaum erkennbar, das Papier verzeichnete nur den Druck ihres Stifts. Ich verfolgte ihr Vorrücken zu meinem anderen Schienbein, um mein Knie herum. Sie achtete sorgfältig darauf, mich nicht zu berühren, wahrscheinlich haßte sie das Gefühl von Fleisch genauso wie ich. Vielleicht war das der Grund, warum sie uns je nach Störung zusammengespannt hatten.

Sie beendete den Umriß bei meinen Händen und ließ sich mit den Fingern Zeit. Als sie aufstand, murmelte sie etwas.

«Wie bitte?» Ich stand auf, um es mir anzusehen.

«Hübsche Handgelenke.» Sie sprach kaum hörbar.

Wir starrten auf die Zeichnung. Meine schmalen Handgelenke sahen fast aus, als seien sie über meinem Kopf gefesselt.

«Aristokratisch», sagte sie leise und befeuchtete sich mit spitzer Zunge die Lippen.

Ich war mit ziemlicher Sicherheit die dünnste Frau im Raum.

Um Gwens Umriß zu zeichnen, brauchte ich nur halb so lange wie sie, vielleicht, weil ich größer war und sie schneller umrunden konnte, aber auch, weil sie die Hände an den Seiten und die Beine fest geschlossen hielt. Ich brauchte weniger Striche zu ziehen.

Als wir fertig waren, hielt Cass einen Vortrag. Sie schob sich das lange, unfrisierte graue Haar hinter die Ohren, und ihre Hängebrüste wurden sichtbar. Sie trug erdige Farben und Espadrilles.

«Von heute an, meine Lieben, werdet ihr daran arbeiten, die Körperzeichnungen auszufüllen, bis ihr Seaview verlaßt», sagte sie. «Benutzt, was immer euch gefällt: Wasserfarben, Feder und Tinte, Kohlestifte, Collagen, Pailletten, Federn. Alles ist möglich.» Sie ging zu den Holzschränken hinüber, die an einer Wand standen, und kramte Schlüssel aus ihrem Malerkittel. «Begutachtet die Schachteln und wählt die Materialien. Heute wird nicht ausgefüllt, nur nachgedacht.»

Wir stellten die Schachteln mit den Materialien zwischen unsere Umrisse auf den Boden. Gwen gab Schritt eins ihres Plans bekannt: Lackschuhe. Sie suchte in dem Karton mit verschiedenstem Bastelzeug nach glänzendem Material, das den Lack imitieren würde. Jemand schlug Isolierband vor. Die Schnauferin, Louise, anscheinend eine Freundin von Gwen, erschien wieder. Cass hatte ihren Umriß im Flur gezeichnet. Ich hatte nie begriffen, wie fette Menschen zu ihrer seltsamen Figur kommen, warum das Gewicht sich nicht gleichmäßig verteilt, sondern sich gewöhnlich an einem oder mehreren unförmigen Körperteilen sammelt. Louise war ein Rhombus mit einem dicken Fettring wie einem Reifrock oder Autoreifen um die Hüften; die Fleischwülste verjüngten sich zu Kopf und Füßen hin. Sie drängte sich seitlich an mir vorbei neben Gwen. Die Gruppe bewegte sich in einer Schlangenlinie und stapfte auf Strümpfen um die flachen Umrisse herum.

Nicht, daß es mir etwas ausgemacht hätte, daß Gwen und Louise Freundinnen waren. Ich hatte so wenig vor, mich mit Gwen anzufreunden, wie ich Louises Kumpel hätte sein wollen. In einem Raum mit hundert Leuten wären sie die beiden letzten gewesen, die ich mir ausgesucht hätte. Warum sollte ich tun, als sei es anders, bloß wegen der Umstände? Was mich am meisten überraschte, war, daß Gwen nichts gegen Louise zu haben schien. Oder zu scheu war, um Einwände zu erheben.

Nachdem wir eine halbe Stunde lang «Materialien gewählt» hatten, versammelte Cass uns in einem Kreis, um über unsere Pläne zu reden. Sie sagte, wir könnten uns auf die Matten setzen, die wir bei der Morgenmeditation benutzt hatten. Anscheinend würden die meisten unserer Aktivitäten hier stattfinden, im Gruppenraum. Er war groß, mit Klappstühlen und Matten und allen als notwendig erachteten Ausstattungsgegenständen in hölzernen Schränken. Die Wand den Schränken gegenüber bestand ganz aus Fenstern. Nicht so kleinen, lukenähnlichen wie in unseren Zimmern, sondern richtigen Fenstern, die in Kniehöhe begannen und bis zur Decke reichten. All unsere Aktivitäten sollten also eigentlich bei hellstem Licht stattfinden, aber bisher war das nicht geschehen. Sie hielten die Vorhänge immer geschlossen. Ich hatte die Meditationsmeisterin nach dem Grund gefragt, und sie hatte gesagt, um Wärme und Intimität zu schaffen. Was absurd schien. Als hätte irgend jemand den Wunsch gehabt, zu uns hineinzuspähen.

Cass jedoch zog für unsere Diskussion die Vorhänge auf. «Das Licht verändert alles», sagte sie, «nicht nur, wie wir die Dinge sehen, sondern auch, wie die Dinge sind.»

Wäßriges Märzlicht strömte herein, stach uns in die Augen und zwang uns, die Lider zusammenzukneifen oder mit den Händen zu beschirmen. Wir sahen bleich aus, tuberkulös. Selbst die Fettesten.

5

Ich brauchte weniger als vier Tage, um die unterschiedlichen Denkschulen in Seaview zu durchschauen. Nicht, daß sie so schwer auszumachen gewesen wären; die Betreuer machten kein Hehl aus ihren Ideologien. Die vorherrschende Richtung bestand aus den Zwölf Schritten, die, zusammengefaßt, besagten, daß Essen und das, was man damit machte, suchterzeugend sein können. Eine Rose war eine Rose war eine Rose, daher war die Behandlung dieselbe wie bei Alkoholikern und Drogenabhängigen, allerdings leicht kompliziert durch die Tatsache, daß man (leider, leider) niemals gänzlich auf den Stoff verzichten konnte. Wir nahmen an mindestens einem Zwölf-Schritte-Treffen pro Tag sowie Workshops dazu teil. Die berühmten Schritte hingen auf riesigen Tafeln an den Wänden jedes Behandlungszimmers. Die am häufigsten wiederholten Slogans waren wie bei Ziertüchern auf Deckchen und Kissen in unseren Schlafzimmern gestickt. Als ich nach Seaview kam, war mir sofort aufgefallen, daß die Leute komisch redeten; die ständige Wiederholung gewisser Sätze hatte etwas Ansteckendes.

Die zweite Theorie lehnte sich eher an Freud als an Bill W. und Dr. Bob an, die Begründer der Anonymen Alkoholiker. Sie besagte, daß Eßstörungen nur ein Symptom einer umfassenderen psychischen Störung sind. Man heile das wahre Problem, und die Eßstörung verschwindet. Diese Theorie war nicht so unvereinbar mit der Lehre von den Zwölf Schritten, wie es zunächst den Anschein hatte. Gert, die oberste Verfechterin der Zwölf Schritte, sagte, Sucht sei eine physische, spirituelle und emotionale Erkrankung, die an allen Fronten gleichzeitig bekämpft werden müsse. Daher wurden Psychositzungen nicht nur gefördert, sondern waren obligatorisch. All das erklärte die endlose Folge von Einzel-, Gruppen- und Familientherapien, die wir besuchten. So weit waren sie sich alle einig: Die Heilung würde durch Reden erfolgen.

Schließlich gab es noch den feministischen Standpunkt, der in Seaview höchstens am Rande vertreten war. Dana, bei der ich Einzeltherapie hatte, war die Hauptverfechterin. Die Grundthese war, daß Frauen, als sie zu Beginn der siebziger Jahre, während und nach der Frauenbewegung, mehr öffentlichen Raum einzunehmen begannen – also in der Arbeitswelt, in der Politik und in den Spätnachrichten –, immer weniger privaten Raum beanspruchen durften. Mit anderen Worten, Frauen hatten physisch kleiner zu sein, zu Hause, in der Küche und im Bett. Es war eine schöne, saubere Theorie: Damals war Twiggy in Mode gekommen. Die dicken Mädchen liebten sie, denn die Behandlungsstrategie bestand darin, keine Diäten mehr zu halten und aufzuhören, die eigene Figur verändern zu wollen. Wir alle waren so, wie wir sein sollten, auf die verschiedensten Weisen geformt, nicht nach einem einzigen und einzigartigen Ideal. Aber die meisten von uns wollten sich darauf nicht einlassen. Ich konnte beinahe sehen, wie sich der kollektive Gedanke bildete: Da fangen die Feministinnen schon wieder an, Häßlichkeit zu rationalisieren.

Nicht, daß ich mich nicht als Feministin betrachtet hätte. Das durchaus. Aber wie die meisten Frauen meines Alters konnte ich den Feminismus ein- und ausschalten. Und außerdem war ich Katholikin. Ich war als junges Mädchen konvertiert, praktizierte aber nicht mehr, als ich nach Seaview kam. Was bedeutete, daß ich als Feministin und Katholikin gleichzeitig zwei entgegengesetzte Meinungen im Kopf haben konnte.

Es ist wohl nicht überraschend, daß unsere Tage in Seaview durchstrukturiert waren. Nach dem Mittagessen hatten wir Eßgruppe, wo wir – so etwas kann man nicht erfinden – über das sprachen, was wir gerade gegessen hatten. Wenn wir unsere Tabletts zurückgegeben hatten, wurden die Tische der Cafeteria beiseite geschoben, und wir rückten unsere Stühle zu einem lockeren Kreis zusammen. Die Cafeteria-Damen schlossen das Bedienungsfenster, ließen eine Trennwand herunter wie eine

Jalousie und machten sauber, unbeobachtet von uns, obwohl wir ihre Geräusche aus der Küche hören konnten, nasale South-Shore-Akzente, die das Surren des Geschirrspülers, das Klirren von Geschirr gegen Glas und das Kratzen großer Besen übertönten. Es waren tröstliche Geräusche. Der einzige Trost während der Eßgruppe.

Wir rochen die Suppe des folgenden Tages, wenn wir darüber sprachen, wie es sich anfühlte, Essen zu schmecken, zu schlukken und zu verdauen. Gewöhnlich Gemüsesuppe. Ohne Kartoffeln, sondern mit Kohl, Zwiebeln, Karotten und so weichem Sellerie, daß man ihn am Rand des Suppentellers zerdrücken konnte. Ein Hauch schwarzer Pfeffer. Heute hatten wir Hühnersuppe mit Nudeln bekommen, und ich konnte noch immer das Hühnerfett auf meinen Lippen schmecken. Ständig wischte ich mir mit der Serviette, die ich behalten hatte, den Mund ab. Die Bulimikerinnen waren um diese Zeit besonders verstört. Sie konnten es nicht ertragen, irgend etwas in ihrem Körper zu haben. Die Nahrung in Hals und Speiseröhre zu spüren, ohne das Versprechen der Erleichterung, war Folter. Sie zeigten dahin, wo das Essen steckenblieb – über dem Brustbein, in der dreieckigen Vertiefung, wo die Schlüsselbeine zusammentreffen. Sie rieben sich das Dreieck mit dem Finger, wie man einer Katze die Kehle reibt, damit sie eine Pille schluckt. Sie konnten nicht stillsitzen.

Gert fing an: «Okay, wer ist die erste?»

«Mir ging es gut, absolut gut. Ich fühlte mich hungrig und dann satt. Es war nichts als Essen.»

«Gut, Janine.»

Alle haßten sie, nicht bloß ich. Es war, als wolle sie Klassensprecherin werden. Sie sagte nie etwas Falsches.

«Sonst noch jemand?» fragte Gert.

Louise fing an zu weinen.

Gert ließ sie eine Weile in Ruhe. Sie liebten es, wenn man weinte. Dann fragte sie: «Können Sie uns sagen, warum Sie weinen? Warum Sie traurig sind?»

Louise weigerte sich, den Kopf zu heben. Ihr wirres braunes

Haar hing ihr ins Gesicht und klebte an den nassen Wangen. Sie trug eine für Dicke ungünstige Frisur: Das Haar war gerade geschnitten, aber so, daß es im Nacken am kürzesten und auf den Seiten am längsten war, was die Fettwülste an ihrem Hals exponierte. Die Frisur sollte ihr aufgedunsenes Gesicht einrahmen, ihm irgendwie Form geben, aber das war unmöglich. Louises Gesicht war endlos, ein Gesicht in einem Gesicht in einem Gesicht.

«Ich weiß, wie schwer es ist, etwas aufzugeben», sagte Gert.

Alle Betreuer waren von eigenen Eßstörungen genesen; im Gegensatz zu den Psychoklempnern liebten sie es, ihre persönlichen Geschichten zu erzählen, die sie für inspirierend hielten. Und weil sie denselben Weg hinter sich hatten, galten sie als einfühlsamer.

«Vor allem Langvertrautes», sagte Gert. «Ich weiß noch, als ich zu trinken aufhörte, war das, als verlöre ich meine beste Freundin.» Von Gert wußte man, daß sie doppelt abhängig gewesen war – Essen und Alkohol –, das verlieh ihr ein gewisses Format.

Louise fing plötzlich an, über ihre Eltern zu reden. Mom war eine brillante Astronomin, Dad Lehrer für höhere Mathematik. Beide Collegeprofessoren, aber die Berühmtheit war Mom. Louise jammerte über die Qual, die es bedeutete, die unbegabte Tochter eines ehemaligen Wunderkindes zu sein, das bei einem IQ-Test als an der Grenze zum Genie eingestuft worden war. Sie gab abstoßende Schniefgeräusche von sich, bis Gwen ihr ein Papiertaschentuch reichte.

Gert war erfreut. Unzusammenhängende Äußerungen wurden in Seaview geschätzt, vor allem solche, die irgendein persönliches Trauma enthüllten. Frage eine Patientin, wie sie in der High-School zurechtkam; wenn sie antwortet, daß ihr Bruder versucht hat, sie in der Badewanne zu ertränken, als sie drei war, dann weißt du, daß das direkt aus dem UB kommt – dem Unbewußten. Manchmal, vor unseren Versammlungen, machten wir das, was sie gelenkte Visualisierung nannten, um das UB zu stimulieren. Anscheinend war das Unbewußte so etwas wie ein Raum am Ende eines langen Korridors oder wie eine private Grotte, von der nur man selbst etwas wußte.

Louises Ausbruch erwies sich als Höhepunkt der Eßgruppe. Die zwanghaften Esserinnen standen die Stunde schmollend durch. Die Bulimikerinnen waren die einzigen, die redeten, aber sie behielten dauernd die Tür im Auge. Die Anorektikerinnen schwiegen vor lauter Erniedrigung, daß man sie hatte essen sehen. Gwen wandte den Blick nicht von Louise. Amy beschäftigte sich mit dem Saum ihres karierten Rockes. Ich war still und eigentlich nur minimal gestreßt. Ich aß bei den Mahlzeiten nicht mein ganzes Essen; bisher hatte ich das jedesmal geschafft. Was immer ich konnte, gab ich Louise.

Wir machten das schnell und sauber. Ich aß die weichen Speisen zuerst – Reis, Bohnen, Erbsen, die Gemüse waren immer eine Idee zu lange gekocht. Das Hühnerfleisch (oder den Hamburger oder das Fischfilet) schnitt ich in winzige Bissen. Zerschnitten sah das Essen nach weniger aus. Die großen Sachen hob ich für Louise auf – Kartoffeln, Brötchen, Dessert. Ich schob sie durch den Gummizug meiner Hose in das Bein meiner Unterhose.

Die junge Krankenschwester, die uns die Tür der Toilette öffnete, las gewöhnlich Schund: «Die andere Seite des Mondes/Berges/Zaubers» usw. Sie bevorzugte historische Romane. Wir redeten über Bücher, während ich in der Schlange wartete. Die Schlange wuchs. Louise stand zwei Plätze hinter mir.

Drinnen stapelte ich eine Pyramide von Kohlehydraten auf den Behälter mit dem Toilettenpapier und wartete, bis Louises überraschend winzige Füße unter der Tür meiner Kabine erschienen. Ich spülte und schob den Riegel auf. Louise blickte nicht auf, wenn sie an mir vorbei in die Kabine schlüpfte.

Die meisten Leute glauben, daß Anorektikerinnen Fett nur an ihrem eigenen Körper hassen. Die meisten Leute irren sich.

6

Am Sonntag war Palmsonntag, und ich bat darum, in die Kapelle im Medizinbau zur Messe gehen zu dürfen. Mein Team war überrascht über diesen Wunsch. Sie glaubten nicht, daß es mir ernst war, bis ich wegen der Kommunion das Frühstück verweigerte. Das verursachte ziemlichen Aufruhr. Sie stöberten die katholischen Ärzte und Schwestern auf, um sich bestätigen zu lassen, daß mein Fasten vor der Kommunion rechtgläubig war. In der High-School, als ich regelmäßig zur Kirche ging, blieb ich schon vom Vorabend an nüchtern, auch wenn das Zweite Vatikanische Konzil bereits 1963 erklärt hatte, einstündiges Fasten sei ausreichend. Doch welchen Maßstab die Ärzte auch immer anwandten, ich war in Sicherheit: Die Messe begann um neun, und Frühstück war um acht. Sie gestatteten mir, in meinem Zimmer zu bleiben – unter dem Vorbehalt, daß ich essen müsse, sobald ich zurückkäme –, während Janine und alle anderen in die Cafeteria hinuntergingen. Ich ließ die Tür angelehnt und setzte mich mit meiner beim Buch der Psalmen aufgeschlagenen Bibel aufs Bett. Die anderen Anorektikerinnen waren wütend. Die eigentliche Ironie, dachte ich, war, daß ich nie in den Psalmen las, die ich allzu deftig und übertrieben fand; meistens las ich im Neuen Testament. Aber keine von denen, die vorbeikamen, wußte das, so daß sie den Humor in der Situation nicht sehen konnten, der vielleicht subtil, aber dennoch vorhanden war. Louise versuchte, Gwen den Blick auf mich zu versperren, als sie vorbeigingen, aber ich konnte Gwens weißen Kopf auf und ab hüpfen sehen.

Gert rief drüben in der Medizinischen an, um mein Kommen anzukündigen. «Schwester» von der Herzabteilung holte mich um fünf vor neun am Eingang ab, einer elektronischen Schiebetür aus Glas. Von meinem Standpunkt aus konnte ich die hölzernen Bogentüren der Kapelle sehen. Sie waren das erste, was man in der Medizinischen Klinik zu Gesicht bekam, gleich gegenüber von Informationsschalter und Geschenkboutique, aber noch vor den ersten Aufzügen. Während meines Aufenthalts in der Medizinischen hatte ich die Kapelle kein einziges Mal besucht. «Schwester» trug ihren üblichen weißen Overall.

Ich sagte: «Kommen Sie nicht mit rein?»

Sie hob die Schultern und deutete ein Achselzucken an.

Ich trug zum Kirchgang einen meiner liebsten weiten Röcke aus marineblauem Leinen, taupefarbene Nylonstrumpfhosen und flache Schuhe. Die Strumpfhose hing mir um die Knöchel – für die kleinen Größen war ich zu groß, meine Zehen durchstießen die Fußspitzen, aber mittelgroße ringelten sich wie Doppelkinne um meine Knöchel und Knie. Dauernd zog ich die Strumpfhose hoch. Das war eines der Dinge, woran man uns Konvertierte von den geborenen Katholikinnen unterscheiden konnte: Wir machten uns fein.

Die Kapelle war klein und hell – das Gegenteil dessen, was ich von einer Kirche erwartete. An der Tür stand wegen des Palmsonntags ein Korb mit grünen und weißen Palmzweigen und – verfrühten – Lilien. Der Palmsonntag war mein persönlicher Lieblingssonntag: Er kennzeichnete den Beginn der Passionswoche, der sieben heiligsten Tage im katholischen Kalender. Nicht, daß ich mich sonderlich um heilige Tage gekümmert hätte, aber die Messen machten noch immer Freude, vor allem die prunkvollen mit Weihrauch und zusätzlichen Glocken. Weil Palmsonntag war, würden wir beim Hinausgehen jedes einen Palmzweig bekommen.

«Schwester» stand an der letzten Kirchenbank und wartete darauf, daß ich einen Sitzplatz fand. Ich ging zur zweiten der sechs Reihen, machte eine Kniebeuge und nahm Platz. Syd hätte diese Kirche gehaßt. Ihr Interesse war rein ästhetischer Art: Wie würde eine Braut aussehen, wenn sie durch das Kirchenschiff kam? Von einem Kirchenschiff konnte man kaum reden. Ein halbes Dutzend Stufen, und schon stand man vor dem, was der Altar sein sollte, mit nur einem Lesepult und ohne Mikrophon.

Wir waren zu fünft, wenn man «Schwester» nicht mitzählte. Vier Frauen und ein Mann. Jedes hatte eine Kirchenbank für sich. Ich wünschte, ich hätte einen dickeren Rock angezogen: Die Kirchenbank drückte durch das Leinen auf die Rückseiten meiner Schenkel, und ich mußte das Gewicht verlagern, zuerst auf eine Gesäßbacke, dann auf die andere, dann gleichmäßig auf beide verteilt. Ich konnte die Knochen in meinem Rücken und meinen Beinen fühlen; mein Steißbein tat weh. Die Kirchenbänke waren aus harzfarbener Eiche und steinhart, weil sie nur selten benutzt wurden. In «Most Precious Blood», der Kirche, in der ich getauft und gefirmt worden war, waren die Bänke aus dunkelstem Mahagoni, abgewetzt und den Körperformen angepaßt.

Der Priester kam. Es gab keinen Seitenaltar und keine Sakristei; er durchschritt denselben Mittelgang, durch den wir gekommen waren, und blieb bei der ersten Bank stehen, um seinen schwarzen Trenchcoat auszuziehen, den er erst quer und dann der Länge nach zusammenfaltete. Er war alt, sein Haar stopplig und weiß; seine Bewegungen wirkten entschlossen und ökonomisch. Er trug bereits das Meßgewand, ein cremefarbenes Chorhemd, das seine Knie umspielte, zog aber noch eine purpurne Stola aus der Tasche des Trenchcoats und legte sie sich über die Schultern. Er seufzte, als er die einzelne, hohe Stufe zum Altar erklomm. Weil er klein und gebeugt war, stand er nicht hinter dem Lesepult, wo ihn niemand gesehen hätte. Stattdessen stellte er sich an die Kante des Altars; seine schwarzen Schuhe glänzten über dem Rand der Stufe. «Lasset uns beten», sagte er mit erhobenen Armen. «Im Namen des Vaters, des Sohnes und des Heiligen Geistes.»

Es fiel mir schwer, ihn oder die Messe in einer so schäbigen Kirche ernst zu nehmen. Die Wände waren aus Gips, nicht aus Stein, und vom selben strahlenden Weiß wie der Rest des Krankenhauses. Falsche Buntglasfenster ließen grellfarbiges Licht auf den grauen Teppich fallen. Statuen gab es nicht. «Herr, erbarme Dich unser», sagte er.

Syd verstand einiges von Kirchen; sie hatte Kirchenarchitektur studiert. Sie wählte unsere Familienkirche, die «First Presbyterian», aus einem Buch namens *Outstanding New England Architecture.* Daß sie fünfundvierzig Minuten entfernt war, spielte keine Rolle. Sie belehrte mich über Buntglas; das echte werde nicht mehr hergestellt, das Glas werde nur noch bemalt. In jeder Kirche, die wir je besichtigten, galten Syds erste Worte den Fenstern. Sie erklärte mir, wie man den Unterschied erkennt: Echtes Buntglas war auf der Außenseite matt; es zeigte die glänzende Seite nur denen, die hereinkamen.

Zu beiden Seiten des alten Priesters stand je eine Vase mit Lilien, und gleich hinter ihm hing ein mittelgroßes Kreuz. Ich konnte die Lilien riechen. Um diese Jahreszeit kauften die meisten Kirchen Lilien, die erst zu Ostern blühen würden, doch diese waren vollständig geöffnet und hatten schon zu welken begonnen: Die dunkelorangen Staubgefäße waren steif vor Pollen, die weißen Blütenblätter hatten sich zum Stengel hin eingerollt und wurden gelb.

Der Priester räusperte sich und las aus dem Markusevangelium, überschlug die ausgewählten Kapitel des Alten Testaments und ging dann gleich zur Predigt über. Er ließ mehr als ein Viertel der Messe aus. Anscheinend nahmen sich Priester in Krankenhauskapellen Freiheiten heraus, da niemand Offizielles dabei war, der davon erzählen konnte.

«Die Osterzeit – der Frühling – ist die Zeit der Erneuerung.» Er sah jeden einzelnen von uns mit seinen aschetrockenen Augen an. «Ostern bedeutet, daß der Tod der Vorläufer der Geburt ist und nicht umgekehrt.»

Ich konnte nicht feststellen, ob er glaubte, was er sagte, oder nicht; manche Priester schwindeln ganz offensichtlich. Er sah vor allem traurig aus. Sein Gesicht war zu permanenter Verdrossenheit mit heruntergezogenen Mundwinkeln gealtert. Ich stellte mir vor, er sei vielleicht in eine Art halben Ruhestand gezwungen, seiner eigentlichen Pfarre enthoben und dazu degradiert worden, in den örtlichen Krankenhäusern die Messe zu lesen und die Kranken zu besuchen. Wahrscheinlich zogen die Priester Lose, um zu bestimmen, wer die Kranken und Sterbenden besuchen mußte, und waren glücklich, wenn diese Arbeit irgendeinem Alten zugewiesen wurde. Vermutlich verbrachte er den größten Teil seiner Tage damit, Letzte Ölungen zu spenden: wächserne Gesichter zu segnen, die entweder vor Angst versteinert oder bereits abwesend waren. Vielleicht trug er eine besondere Tasche bei sich, so ähnlich wie eine Arzttasche, gefüllt mit den heiligen Gegenständen, die für den katholischen Tod notwendig sind: dickflüssiges Öl und Weihrauch und handgewebte Tücher. Er war selbst so alt, daß ich mich fragte, ob er das Ritual tröstlich fand; ich überlegte, wie es für ihn sein mochte, die Worte immer und immer wieder zu sagen, ständig den Tod hinzunehmen und sich darauf vorzubereiten; ich fragte mich, ob er trauerte.

Er tat mir leid, wie er da so gebeugt stand und sich große Mühe gab, eine gute, überzeugende Geschichte zum besten zu geben. Also hörte ich aufmerksam zu, was sonst nicht meine Gewohnheit war. Normalerweise las ich während der Predigten. Das Ritual der Messe selbst, die Geschichte der Kreuzigung, das war es, was mich eigentlich in Bann zog, nicht die Predigten. Zu viele Priester erklärten ihre Metaphern. Licht, das in die Dunkelheit bricht! Wasser, das die Seele reinigt! Die Erklärungen verdarben alles, und das Blut in meinem Mund verwandelte sich in Wein zurück.

Doch dieser alte Mann war besser als die meisten. Der Tenor seiner Predigt lautete, daß der Frühling die deprimierendste Zeit des Jahres sein kann, wenn man nicht mit allen und allem um uns herum die Erneuerung erlebt. Er sagte, Erneuerung sei das wahre Versprechen der Auferstehung.

Die Kommunion ging schnell vonstatten. Wir fünf bildeten eine kurze Reihe, eines hinter dem anderen, die Münder halb geöffnet. Keiner von uns empfing die Kommunion auf die neumodische Weise, in die Handfläche, in die der Priester die Hostie legte, damit wir sie selbst zum Munde führten; dazu würden unsere Hände niemals rein genug sein. Als wir wieder in unseren Kirchenbänken saßen, bemühten wir uns alle, die Zeit in die Länge zu ziehen, die Gesichter in die gewölbten Hände gelegt, mit den Lippen die längsten Gebete sprechend, die wir kannten. Die Hostie klebte an meinem Gaumen. Ich ließ sie dort, ungestört von meiner Zunge. Vermutlich würde ich schon wieder in der Abteilung für Eßstörungen sein, ehe sie endlich zerging.

Als ich in «Most Precious Blood» zum erstenmal die Kommunion empfing, war die Hostie auch an meinem Gaumen festgeklebt, und ich hatte mich abgemüht, sie zu entfernen. Wenn es stimmte, was mein neuer Freund Ronald mir erklärt hatte, über die Wandlung und über Fleisch und Blut Christi, dann schien es unpassend, daß Christus dort festsaß. Am Ende hatte ich den Finger benutzt, um die flache Waffel vom Gaumen abzukratzen.

Meine Entscheidung, die katholische Kommunion zu empfangen, war aus einem Impuls heraus gefallen. Ronald hatte mich gedrängt, zur Messe zu gehen, hatte gesagt, etwas in mir – was genau, konnte er nicht erklären – werde in der katholischen Kirche *erfüllt* werden. (Weil er über Dinge wie Erfüllung sprach, freundeten Ronald und ich uns an.) Die lange Kommunionsschlange in «Most Precious Blood» war neu für mich. In Syds Kirche, der «First Presbyterian», gingen wir um dicke Keramikteller mit weichen weißen Brotwürfeln herum und dann zu einer zweiten Reihe von Tellern, auf denen Becher mit Traubensaft standen. Der Nebenmann lächelte, wenn er einem den Teller reichte. In «Most Precious Blood» lächelte niemand während der Kommunion. In der Kirche herrschte intensive Stille, trotz der Leute, die sich in eine Reihe stellten, niederknieten und aufstanden, des Hustens und Babygeschreis, der vielen hundert Hände, die Stirn, Brust und Schultern berührten; es war, als beschwörten sie die Stille, als hielten sie sie in der Seele fest. Die Kommunionsschlange wand sich fast bis aus der Kirche heraus. Die Leute gingen langsam nach vorn, um sie zu empfangen, dann rasch zu ihren Sitzen zurück, ängstlich, als könnten sie verlieren, was sie gerade bekommen hatten. Ich wußte nicht, warum ich mich gezwungen fühlte, mich ihnen anzuschließen. Als ich schließlich nach vorn kam, öffnete ich den Mund so weit wie möglich, und der Priester zögerte. Ich fürchtete, er könne meine Zunge mit seinem Daumen berühren, deshalb streckte ich sie so weit heraus, wie es nur ging. Er erholte sich von seiner Verblüffung und reichte mir die Hostie, schnell und geübt.

Nach der Messe stellte Ronald mich auf dem Kirchenparkplatz zur Rede.

«Es zählt nicht, Alice», sagte er.

«Was zählt nicht?»

«Die Kommunion. Du hättest nicht gehen sollen. Du mußt getauft sein.»

«Ich bin getauft.»

«Nicht katholisch. Du mußt katholisch getauft sein.»

«In unserer Kirche kann jeder, der Christ ist, die Kommunion empfangen.»

«Nein, es gibt Regeln. Genau das meinte der Priester, als er sagte, katholisch sein sei nicht leicht.»

«Für mich hört sich das einengend an. Ich würde meinen, daß sie jeden wollen sollten, der aufrichtig ist.»

Ronald sah mich an, ehe er antwortete, seine dunklen Augen leuchteten in seinem dunklen Gesicht. «Nun, das tun sie nicht.»

Und das war die ultimative Anziehungskraft der katholischen Kirche: ihre Exklusivität. Die Schwierigkeit, wirklich und wahrhaftig praktizierender Katholik zu sein. Im Kern dieser Schwierigkeit lag die Wandlung. Die Katholiken glauben, die Hostie werde tatsächlich Fleisch, das wir essen. Gleich da an Ort und Stelle. Christi realer Leib; Christi reales Blut. Keine Metapher. Deshalb läutete der Meßdiener die Glocken; deshalb sahen die Leute, die für die Kommunion anstanden, so reuig aus; deshalb konnte der Priester nicht heiraten – eine Frau würde ihn verderben; deshalb war es schwerer, aber letztlich besser, Katholik zu sein: Man mußte sich dazu bekennen, das Fleisch von jemand anderem zu essen. Damit mußte man leben.

Als der Gastpriester die Krankenhauskapelle verließ – er zog den Trenchcoat über Priestergewand und Stola –, blieben wir fünf sitzen, während er einsam den Mittelgang entlangging. Er hatte die Messe allein gelesen, ohne einen einzigen Meßdiener.

Nachdem auch die anderen hinausgegangen waren, tippte «Schwester» mir auf die Schulter. «Es ist Zeit», flüsterte sie.

Ich hob die Hand. «Fünf Minuten.» Ich ging auf die linke Seite des Altars, um eine Kerze anzuzünden.

Vor zwölf roten Kerzen, die in einem fein gearbeiteten Metallständer steckten, stand eine Kniebank aus Holz und Kunstleder. Ich kniete nieder und senkte den Kopf, tat so, als betete ich. Nach einer Minute spähte ich unter meiner Achselhöhle nach hinten. «Schwester» hatte sich in der ersten Bank niedergelassen, die Arme vor dem Oberteil des Overalls verschränkt, die Beine gekreuzt. Die Hosenbeine waren ein Stückchen hochgezogen, und ich konnte ihre heruntergerutschten Kniestrümpfe und einen Streifen pfirsichfarbenes Fleisch sehen.

Ich wandte mich wieder den Kerzen zu. Ein Bündel langer Streichhölzer lag an einer Ecke des Kerzenständers. Ich hielt eines davon an die nächste Flamme und zündete einen neuen Docht an. Roch das flüssige Wachs. Das Kreuz war sehr gewöhnlich, handbemalter Gips auf Holz. Eine Art Standardkreuzigung, was eigentlich paradox ist, denn wie konnte solch ein Leiden verallgemeinert werden? Doch so war es: Die Großartigkeit von Christi Opfer verschwand hinter den allzu traurigen Augen und dem künstlichen Ausdruck von Reinigung und Schmerz. Ich zählte seine Rippen, das tat ich immer; es waren dreizehn. Christus war der erste Anorektiker. Die meisten Leute erkennen das nicht, aber es stimmt.

Ich konnte das leise Quietschen von «Schwesters» Gummisohlen hören. Sie trat hinter mich.

«Es ist Zeit», flüsterte sie meinem Hinterkopf zu. «Sie sagten, daß Sie spätestens um zehn zurücksein müssen. Jetzt ist es fünf vor.»

Noch immer kniend drehte ich mich um. «Die Lilien stinken», sagte ich. Ich zog die Nase kraus, aber «Schwester» lachte nicht. «Sie sind für Ostern, wissen Sie.»

«Nun kommen Sie schon. Gert hat gesagt, Sie könnten nicht wieder herkommen, wenn Sie zu spät zurückkämen. Für einmal, machen Sie keine Dummheiten.»

«Lilien und Schokolade, das soll Ostern sein. Widerlich.»

«Ich kriege Schwierigkeiten, wenn Sie nicht rechtzeitig zurück sind.»

«Die meisten Leute haben keine Ahnung, worum Ostern sich dreht.»

«Schwester» seufzte.

«Was sie nicht verstehen, ist, daß das Wunder nicht in der Auferstehung lag. Das Wunder lag in Christi völliger Selbstverleugnung.»

«Trotzdem», sagte sie. «Wir müssen gehen.»

Steif stand ich auf. Meine Knie fühlten sich an wie durchgebrochen, und der Schmerz fuhr am Knochen entlang bis in die Hüfte. Ich konnte mich nicht erinnern, ob ich mit diesem speziellen Gewicht – waren es nicht zweiundvierzig Kilo? – jemals so lange gekniet hatte. «Schwester» nahm meinen Ellbogen und schob mich durch den Mittelgang.

An der Tür holten wir uns unsere Zweige, scharfkantige Palmwedel, an einem Ende quadratisch und dick, am anderen dünn. «Schwester» reichte mir einen. Er fühlte sich kühl an zwischen meinen Fingern. Ich fächelte ihr mit dem Wedel Luft zu.

«Wissen Sie, was das bedeutet, die Passion Christi?»

Sie schüttelte den Kopf.

«Das ist das Leiden Christi. Im Lateinischen kommen *Leiden* und *Leidenschaft* aus dem gleichen Wortstamm.»

«Das wußte ich nicht.»

«Historisch bezieht es sich auf seine letzten Tage, ungefähr vom letzten Abendmahl bis zu seiner Grablegung. Aber für mich hat es immer mit dem Palmsonntag angefangen, dem Tag, an dem er in die Stadt einzog und als König gefeiert wurde. Sie winkten ihm mit Palmwedeln zu. Fünf Tage später, am Karfreitag, war er tot. Doch schon am Tag seines Einzugs in Jerusalem wußte er, daß dieselben Leute, die ihm zugejubelt hatten, ihn am Ende der Woche dem Henker überantworten würden. Das war der Leidensweg. Das Wissen darum.»

Wir verließen die Kapelle und gingen zu den breiten automatischen Glastüren. Draußen war es dunstig – wie ein feuchtes Laken statt Regen in einzelnen Tropfen. Der Frühling war fünf Tage alt. «Schwester» winkte mir zum Abschied, bis ich außer Sicht war. Für mich fühlte es sich nicht wie Erneuerung an. Mir würde den ganzen Tag eiskalt sein.

Teil II

7

Alle in unserer Abteilung machten sich fein für das gemischte Zwölf-Schritte-Treffen am Freitag abend. Alle Patienten aus allen Stockwerken gingen hin. Es war die einzige Gelegenheit, bei der wir die anderen sehen durften.

Nach dem Abendessen hatten wir eine Stunde Zeit, ehe wir in den Vortragssaal hinuntergingen. Die diensthabende Krankenschwester schloß den Mittelschrank auf, in dem die Rasierer aufbewahrt wurden. Wir zogen Hosen und Socken aus und standen in einer Schlange wartend vor der Duschkabine. Die Reihe reichte durch den halben Flur. Die Schwester hielt den Duschvorhang zurück und ließ uns zu dritt in die Dusche treten; unsere Pos berührten sich, wenn wir uns bückten, um die Beine zu rasieren. Der Duschkopf ließ sich abnehmen, und sie hielt ihn in der Hand, während sie unseren vorsichtigen Strichen zusah und dann die Rasiercreme abspritzte und nach Schnitten Ausschau hielt. Die Anorektikerinnen kamen als letzte an die Reihe; bei uns dauerte es nämlich am längsten, denn wenn man so dünn wird, läßt der Körper mehr Haare wachsen, um sich warm zu halten. Gwen ging zweimal: einmal mit mir und Amy, einmal nur mit Louise, weil Louise sich nicht bücken konnte. Am Ende war sie die einzige ohne Haarreste um die Fußknöchel, weil sie sich nicht selbst rasiert hatte. Gwen war von uns allen am stärksten behaart.

Danach quetschten wir uns in den gleichen Aufzug, alle siebzehn Frauen, und fuhren nach unten. Das Höchstgewicht betrug tausend Kilo. Ich versuchte zu rechnen – auf jede unter fünfzig Kilo kamen zwei oder drei mit starkem Übergewicht –, aber Janines Geplapper unterbrach mich.

«Wir fahren mit dem Aufzug zu den gemischten Treffen», sagte sie, «weil wir uns so einen großen Auftritt verschaffen.

Wir könnten auch die Treppen nehmen, aber das ist weniger auffällig.»

Wir betraten den Vortragssaal – eine Fehlbezeichnung, denn es handelte sich um einen rechteckigen Versammlungsraum wie alle anderen, nur doppelt so groß. Wir dufteten noch immer nach Old Spice. Niemand war da, um unsere Pracht in Augenschein zu nehmen. Die anderen Abteilungen kamen zehn Minuten später, in Begleitung ihrer Betreuer. Wir hörten sie, ehe wir sie sahen: ihre scharrenden Füße im Treppenhaus, die ungehemmten männlichen Stimmen. Alle Frauen rannten an einen Platz, wo sie stehen oder sitzen konnten. Janine und zwei von den anderen Bulimikerinnen warteten am Eingang, um die Männer zu begrüßen, ein grelles Empfangskomitee. Sie hatten sich die Haare frisiert und trugen den gleichen ziegelroten Lippenstift; wahrscheinlich gab es nur den einen. Die Farbe war so dunkel, daß ihre Münder sich kraß von den Gesichtern abhoben. Wenn sie sprachen, bewegten sich die Lippen wie kleine, unstete Vögel. Die nuttigste trug einen breiten Gürtel im Stil der sechziger Jahre, der ihre Taille so zusammenschnürte, daß ihr das Blut ins Gesicht stieg. Gwen und Amy machten sich an dem leeren Essenswagen auf der Rückseite des Raums zu schaffen und arrangierten die Servietten zu einem komplizierten Fächer. Queen Victoria saß in einer der mittleren Reihen neben Louise, die versuchte, die beiden Stirnsträhnen ihrer Haare zu verbergen, die sie sich mit der Lockenschere versengt hatte. Ich hatte ein Buch mitgebracht und tat so, als läse ich.

Der Vortragssaal füllte sich rasch; auf jede von uns kamen zwei von ihnen. Eine Menge Leute sammelten sich um das Rednerpult. Bislang waren alle Männer, die wir zu Gesicht bekommen hatten, Ärzte und Pfleger: faltig, sauber geschrubbt und herablassend. Diese Männer waren größer und lethargischer; sie lachten, aber sie lächelten nicht. Einige waren in furchtbarer Verfassung – die, die sich noch mitten auf Entzug befanden. Sie trugen weiße Krankenhauskittel und Slipper, und wenn man ihnen in die Augen sah, merkte man, daß sie ihren Blick nicht fokussieren konnten. Tatsächlich trugen alle Männer

Slipper – Seaview-Slipper mit einem auf die große Zehe gestickten Seepferdchen.

In ihrer Gruppe befanden sich auch ein paar Frauen, aber wir bemerkten sie kaum. Sie waren mager auf eine flüchtige, absichtslose Weise, anders als jede von uns. Sie waren Raucherinnen, die auf den Boden schauten und an ihren Nagelhäuten kauten, bis sie bluteten. Eine von ihnen, die kleinste Person, die ich außer Zwergen je gesehen hatte, hatte Tätowierungen, die ihre beiden Arme vollkommen bedeckten. Ihr Name war Tiny Regular.

Ein Betreuer rief die Versammlung zur Ordnung, und alle, die noch standen, suchten sich einen Sitzplatz. Ich landete neben Janine und ihren nuttigen Freundinnen; Louise, Queen Victoria, Gwen und Amy saßen in der nächsten Reihe. Die Männer verteilten sich rings um uns, die Neuankömmlinge am weitesten hinten.

Die Versammlung war so wie unsere Eßsüchtigen-Meetings, die wir an jedem Abend außer diesem besuchten, und doch wieder anders. Der Rhythmus war derselbe, aber der Text verschieden. Gert hatte gesagt, freitags abends würden sie uns mischen, damit wir unsere Perspektiven erweitern könnten. «Da könnt ihr die Krankheit in ihren verschiedenen heimtückischen Spielarten sehen.»

An diesem Abend erzählte ein Kokainabhängiger, der als Joey R. vorgestellt wurde, seine Geschichte. Er begann bei seiner dämlichen Frau, kam dann darauf, wie er seinen dämlichen Job verloren und Stoff verkauft hatte, um mit den dämlichen Joneses Schritt zu halten. Seine Geschichte endete mit den dämlichen Bullen.

«Zum Schluß», sagte er, «möchte ich noch sagen, daß ich mit Hilfe einer höheren Macht einen Tag nach dem anderen bewältige und ohne den dämlichen Stoff lebe. Wenn ich das kann, dann könnt ihr das auch.»

Ich fühlte mich wie im Kino. Das Wort «Kokain» hatte er kein einziges Mal in den Mund genommen. Nachdem er sich mitgeteilt hatte, rief Joey R. seine Freunde auf.

Alle Männer redeten so, benutzten eine Reihe von Slogans in einer bestimmten Abfolge. Es war wie ein Code. Jeder sagte, wie dankbar er sei. Es schien gegen die Regeln zu verstoßen, nicht dankbar zu sein. Die Slogans wirkten wie ausgetüftelte, freundliche Rechtfertigungen für Versagen. Dafür, weniger zu wollen und das dann zu akzeptieren. «Immer langsam!» – «Das Wichtigste zuerst!» – «Leben und leben lassen!» – Worauf sie verzichten mußten, spielte keine Rolle. Alles war okay.

Ich bemerkte, daß es eine Hierarchie der Sucht gab. Je schlimmer die Lebensgeschichte, je tiefer die Erniedrigung, desto mehr wurde die Genesung bewundert, desto mehr Schulterklopfen bekam man nach der Versammlung. Und das brachte uns, die Frauen, in eine eigenartige Zwangslage. Wir hatten keine Jobs oder Ehefrauen oder Häuser verloren. Größtenteils hatten wir gar nichts zu verlieren; wir waren ein Teil dessen, was andere Leute verloren. Fett oder abgemagert, durchschnittlich aussehend, aber besessen, Mülltonnendurchwühlerinnen oder Kotzerinnen, lebten wir in Häusern, für die nicht wir bezahlten, Häusern mit Toaströstern und Küchenmaschinen, Saftpressen und Mikrowellenherden. Keine von uns teilte sich beim großen gemischten Treffen mit.

Vorher hatte Gert gesagt: «Horcht auf das, womit ihr euch identifiziert, nicht auf das, was euch anders macht.» Doch es war der Unterschied, der faszinierend war. Zuerst romantisch, mit der Zeit abstoßend.

Sie gehörten größtenteils der Arbeiterklasse an. Eine Mischung von Rassen. Arbeiter und Postboten. Muskulös oder schmerbäuchig oder tätowiert. Wir waren alle weiß und hatten zu zwei Dritteln eine Collegeausbildung; es gab Ausnahmen, aber nicht genug, als daß sie eine Rolle gespielt hätten. Die Männer waren ärmer und gefährlicher. Wenn wir Seaview verließen, würden wir über sie reden, über diese Treffen einmal in der Woche, diese Lebensläufe, auf die wir einen Blick erhascht hatten.

Wenn wir ihnen zuhörten, schämten wir uns, weil uns soviel an Essen lag. Wir fühlten uns frivol.

Vielleicht war das sogar der Sinn der Treffen.

Als jeder, der wollte, sich mitgeteilt hatte, forderten die Betreuer der Nachtschicht uns auf, einander die Hände zu reichen und ein Gebet zu sprechen. Ich dachte an die charismatischen Katholiken – die, die während der Messe mit seitlich ausgestreckten Händen dastanden und darauf warteten, daß Gott ihre Handflächen kitzelte –, während ich mich umsah. Die Leute hatten die Augen fest geschlossen.

Anschließend beluden die Betreuer den Essenswagen mit Früchten, Äpfeln, Orangen, Birnen – unser Abendimbiß – und Kräutertee. Als alles angerichtet war, beschwerten sich mehrere Männer mit Vornamen und Initialen als Nachnamen und sogar die schweigsame Tiny Regular darüber, daß es weder Gebäck noch Kaffee gab, was bei ihren Treffen immer geboten würde. Bei unseren waren solche Dinge aus naheliegenden Gründen nicht erlaubt, und aus Rücksicht auf uns ließ die Verwaltung sie bei den gemischten Treffen nicht zu.

Joey R. sprach für alle Süchtigen, als er auf einen der Betreuer zuging und wütend fragte: «Gibt's keine Kekse? Oder Schokolade?» Er malträtierte einen Klappstuhl und fluchte lautstark.

«Das machen sie jede Woche», sagte Janine. Ihr Gesicht und ihr Hals waren schweißfeucht. Während des Gebets hatte sie zwischen Joey R. und einem Mann gestanden, der noch entgiftet wurde, und beider Hände gehalten.

Selbst ich merkte, daß der Zorn falsch war. Die Männer waren froh, uns zu haben, und ebenso fasziniert von unserem Anderssein wie wir von ihrem. Schließlich waren wir Frauen.

Zweifellos verhielten sich die Bulimikerinnen am auffälligsten während des einstündigen informellen Plauderns, das auf die Versammlung folgte. Sie griffen um Körper herum nach dem Essenswagen, ihre Brüste streiften Schultern, wenn sie sich nach Birnen reckten. Die Drogensüchtigen waren aufrichtig freundlich und umarmten jeden, statt nur die Hand zu geben. Sie bezeichneten sich als «Familie». Mit der Zeit wurden die Gespräche leiser und angeregter. Die Fragen wurden persönlich; die Versammlung hatte eine gewisse Intimität geschaffen.

Amy, Gwen und ich lungerten an den Wänden des Raums herum, Expertinnen im Nichtswollen. Die zwanghaften Esserinnen lauschten, hingen an den Lippen anderer oder schwärmten um einen Mann, der irgendwie seine Vorliebe für dickere Frauen zu erkennen gegeben hatte. Louise zupfte ständig an den Haarsträhnen, die sie mit der Brennschere versengt hatte.

Um zehn scheuchten die Betreuer uns auseinander. Wir Frauen mußten zuerst gehen, damit wir nicht sahen, wie die Männer sich in einer Reihe aufstellten und gezählt wurden. Das fanden sie demütigend, und sie hatten verlangt, daß wir nicht dabei waren, wenn sie zum Zählappell antraten. Sie fuhren mit den Aufzügen nach Hause. Ich war schon in unserer Abteilung, als ich das «Ping» und das Summen des Fahrstuhls hörte, mit dem sie vorbeikamen. In unserem Stockwerk waren nur noch wenige Mädchen auf; fast alle waren gleich zu Bett gegangen.

Freitags abends nach dem gemischten Treffen ließen die Bulimikerinnen ihre gewohnten abendlichen Waschungen aus, in der Hoffnung, mit dem Masturbieren fertig zu werden, ehe ihre anorektischen oder eßsüchtigen Zimmergenossinnen aus dem Badezimmer zurückkamen. Wenn sie nicht rechtzeitig fertig waren, mußten sie warten, bis ihre Zimmergenossinnen eingeschlafen waren. Und wer weiß, ob die Zimmergenossinnen selbst nicht ungeduldig darauf warteten, daß die Person in dem einen halben Meter entfernten Bett endlich regelmäßig zu atmen begann? Glück hatten diejenigen, die es im Stehen tun konnten, in einer Toilettenkabine, ohne das Gleichgewicht zu verlieren, wenn sie kamen. Oder die Mädchen, die sich rittlings auf die Toilette setzen konnten, ohne daß ihnen vulgäre Assoziationen einfielen. Und all das, ehe die Krankenschwester mit dem Fuß in der Tür etwas merkte. Nicht, daß ich das aus Erfahrung gewußt hätte. Janine hatte es mir erzählt.

In meinem letzten Jahr in der High-School hatte ich mit meinem Freund Ronald geschlafen. Es war für uns beide das erste Mal gewesen. Außer, daß er sich wenigstens schon selbst berührt hatte. Ronald war noch katholischer als ich. Frommer. Ich wußte das, weil wir zusammen zur Kirche gegangen und gefirmt worden waren. Ich hatte seinen Glauben gesehen: die schwarzen Perlen, die durch schlanke Finger glitten, rosa Lippen, die auf jeweils zehn Ave Maria ein Vaterunser sprachen. «Das ist, als ob Göttlichkeit exponentiell ausgedrückt werden könnte», hatte er gesagt, «und Maria in zehnter Potenz göttlich wäre.»

Mit siebzehn hatte ich mich noch nicht selbst erforscht, Ronald jedoch schon. Ich schlief mit ihm, weil ich wußte, daß Syd sich deswegen Sorgen machte – Ronald war schwarz –, aber hauptsächlich, weil ich mir nicht vorstellen konnte, irgend jemandem mehr vertrauen zu können als ihm.

Bei unserem ersten (und einzigen) Mal fragte er: «Machst du das nie, dich selbst so berühren?»

8

Syd brachte mein Schwimmzeug, so daß ich den Pool benutzen konnte. Ich zeigte ihr die ersten beiden Stockwerke. Ich stellte sie vor. Sie fand die Zimmer trostlos und die Mädchen seltsam. Ich brachte sie zu den Sporteinrichtungen. In der Schwimmhalle zog sie genüßlich die Nase kraus. Sie atmete den Chlorgeruch tief ein. Ich hatte die Sache mit dem Einzelzimmer erwähnt oder vielmehr durchblicken lassen.

«Und warum hat dieses kleine Mädchen ein eigenes Zimmer? Kann das jemand sagen?» Syd trat vorsichtig auf die Alabasterfliesen. Ihre Pumps mit den breiten Absätzen rutschten ein bißchen, aber sie verlor nicht das Gleichgewicht. Ihr kurzer Rock brachte ihre wohlgeformten Beine zur Geltung. Im College war sie Synchronschwimmerin gewesen.

«Ich weiß nicht.»

«Gibt es einen Grund? Hat sie ein Problem, oder hat sie bloß Glück gehabt und ist hergekommen, als ein Einzelzimmer verfügbar war?»

«Syd, jede hier hat ein Problem.»

«Mich brauchst du nicht zu belehren.»

Ich tat so, als sei es mir nicht wirklich wichtig. Als sei ihre Anteilnahme mir peinlich. Ich wußte, daß sie das anfeuern würde.

«Ich meine, hat sie ein anderes Problem, eines, das sie für eine Zimmergenossin ungeeignet macht?» Syd nahm ein Styroporschwimmbrett von einem Stapel am Pool. Aquamarinfarbene Seepferdchen schwammen auf beiden Seiten. «Ist sie asozial?»

«Oh, ich weiß nicht. Sie ist Kinderschauspielerin oder so was. Sagt sie jedenfalls. Vielleicht ist sie an ihre eigene Garderobe gewöhnt. Vielleicht hat ihre Mutter angerufen, um sich zu beschweren. Vielleicht ist sie bloß ein verwöhntes Balg.»

«Tja, er ist klein. Da hattest du recht.» Sie sprach über den Pool. Sie bückte sich und setzte das Brett aufs Wasser. Das Wasser war blauweiß. Sie tauchte einen Finger in das Chlor und führte ihn an Lippen und Nase. «Da ist ja viel zuviel drin.» Sie richtete sich auf und strich ihren Rock glatt. «Besser zu vorsichtig als nachlässig, nehme ich an, aber trotzdem. Zieh auf jeden Fall die Badekappe an, wenn du ins Wasser gehst.»

Nachdem sie den Pool besichtigt hatte, traf sie sich mit meiner privaten Psychoklempnerin, Dana. Ich wartete in meinem Zimmer auf sie. Janine war zum Einkaufszentrum gegangen. Nach zehn Tagen in Seaview durften die Patientinnen gruppenweise in das nahe gelegene Einkaufszentrum in Hanover gehen. Syd und ich hatten dort schon mal eingekauft. Es war obere Klasse.

In meinem Zimmer hatte ich nichts zu tun. Ich räumte Badeanzug, Kappe, Schwimmbrille und Ohrstöpsel weg. Ich hatte schicke Ohrstöpsel, eher Ohrklappen, nicht die gewöhnlichen, winzigen, die die meisten Leute in der Apotheke kaufen. Syd ebenfalls. Wir hatten beide vom Schwimmen schlechte Ohren.

Geschwommen hatte ich praktisch seit dem Tag meiner Geburt. Syd nahm mich zu Säuglingsschwimmkursen beim YMCA mit. Das war die Zeit vor Aerobic und Gewichtheben. Syd schwamm zweimal pro Woche in dem grün und gelb gekachelten Pool mit einem Mosaik von Neptun auf dem Boden, dessen Dreizack eine Zacke fehlte. Als die Zeitschrift *Life* einen Artikel über Neugeborene brachte, die man in Schwimmbecken warf und die sofort den Atem anhalten konnten, begann YMCA Säuglingskurse anzubieten. Im sechsten Monat ihrer Schwangerschaft, noch ehe sie über meinen Namen entschieden hatte, schrieb Syd uns ein.

Das Unterwasser-Säuglingsschwimmen war wie Lamaze eine natürliche, radikale und angeblich für die Mutter-Kind-Bindung förderliche Methode. Syd fand die Mutterschaft zunächst aufregend. Ich konnte sie mir 1959 vorstellen, wie sie mit ihrer Schwimmerinnenfigur alle anderen Mütter in den Schatten stellte, sah sie mit ihrer rosaroten Badekappe, die zu ihrem schwarzrosa Badeanzug paßte. Sie war bei weitem die beste

Schwimmerin des Kurses und die einzige Mutter mit der richtigen «Beziehung» zum Wasser, wie der Lehrer meinte.

«Ladies, Ladies!» schimpfte er. «Wie soll Ihr Kind lernen, sich im Wasser wohl zu fühlen, wenn Sie es selbst nicht tun?»

Syd sagte, die anderen Mütter seien ihr aus dem Weg gegangen. Sie dachte, sie mißbilligten ihren knapp sitzenden Anzug. Es war ein Wettkampftrikot, das nicht in einem Röckchen endete wie die Badeanzüge der anderen, sondern hohe Beinausschnitte hatte, die ihre glatten, muskulösen Schenkel zeigten. Ich wette, sie beneideten sie um ihre schmale Taille und ihren flachen Bauch, denen nicht anzusehen war, daß sie vor kurzem geboren hatte. Und ich wette, sie haßten ihre Nonchalance im Wasser, ihre Flirts mit Sven, dem Lehrer, der den ganzen Weg aus Schweden gekommen war, um das Unterwasser-Säuglingsschwimmen in den Vereinigten Staaten zu verbreiten. Aber mich haßten die Ladies nicht.

Syd sagte, mit drei Monaten sei ich eine lausige Schwimmerin gewesen. In den ersten paar Wochen hatte ich geschrien, wenn man nur meine Zehe ins Wasser tauchte. Die anderen Mütter lächelten und verhätschelten mich, entzückt über meine Hysterie, meine geballten roten Fäuste und mein verzerrtes Gesicht. Aber Syd ließ nicht locker. Etwas mußte ich schließlich von ihr geerbt haben, und sie wollte, daß es ihre Liebe zum Wasser war: sein kühles Schwappen gegen ihre Schulterblätter, die Wirbel, die es bei Unterwasserarabesken zwischen ihren Waden bildete, die Stille weit unten, die Gewichtslosigkeit. Jedesmal senkte sie mich ein paar Zentimeter tiefer in das gechlorte Wasser. In der vierten Woche hatte ich meinen Schrecken überwunden. Die anderen Mütter mit ihren Säuglingen auf den Hüften sahen vom Beckenrand aus neidisch zu, wie Syd und ich im Tandem über den Boden am flachen Ende tauchten. Ihre venendurchzogenen Schenkel müssen für uns wie Unterwasserbäume ausgesehen haben, die in den Kacheln wurzelten. Jede Woche folgte ich dem langen Speer Neptuns über den Boden des Pools, die Wangen mit Luft aufgeblasen, meine Faust um Syds riesigen Daumen geklammert.

«Diese Dale wirkt so extrem.» Syd stand in der Tür. «Ich weiß nicht, wie du so jemandem vertrauen kannst. Wenn sie sich bloß die Haare wachsen lassen würde, dann sähe sie tausendmal besser aus.»

«Sie heißt Dana, nicht Dale. Sie heißt Dana. Was hatte sie zu sagen?»

Syd näherte sich meinem Bett. «Du könntest nur im Notfall verlegt werden, und sie sieht keinen Notfall.»

«Danke, daß du gefragt hast, Syd, wirklich.»

«Na, ich bin noch nicht fertig. Ich habe den Namen ihres Chefs, und den werde ich am Montag anrufen. Für das Geld, das ich hier bezahle, solltest du wenigstens ein bißchen Privatsphäre haben.»

«Hat sie irgendwas über Amy gesagt? Warum sie ein Einzelzimmer hat?»

Syd schüttelte den Kopf. «Sie weigerte sich strikt, darüber zu reden. Um dir die Wahrheit zu sagen, Dale war nicht sonderlich entgegenkommend. Das einzige, was sie immer wieder ansprach, war eine Art öffentlicher Familientherapie. Ich sagte ihr, das käme nicht in Frage.»

Die beiden mußten ein komisches Bild abgegeben haben, Syd und Dana.

«Ich habe mir Therapeutinnen immer als eher weiche Personen vorgestellt», sagte sie. «Chronisch zum Geben bereit. Aber diese nicht. Nicht diese Dale.»

Ich sagte: «Es gehört zu ihrem Job, so zu sein. Objektiv zu sein.»

«Es hat mich überrascht, das ist alles. Wie kalt sie war», sagte Syd. «Sachlich. Als wäre es eine sachliche Angelegenheit, daß du hier bist.»

«Ich bin sicher, für sie ist es das auch.»

«Nun, für mich ist es das nicht.»

Wir hatten ein Ritual der Widerborstigkeit, meine Mutter und ich. Wir standen unter dem Zwang, entgegengesetzte Dinge zu sagen, selbst wenn wir dasselbe wollten.

«Für mich könnte es nicht weniger sachlich sein.» Ihre

Stimme zitterte. Einen Moment lang dachte ich, sie würde weinen. Aber sie nahm sich zusammen.

«Wir werden sehen, was aus der Verlegung wird», sagte sie. «Ich bin noch nicht am Ende.»

Und das war sie auch nicht.

9

Am nächsten Morgen weigerte ich mich, zur Meditation aufzustehen. Ich erklärte, ich fühle mich nicht wohl und müsse länger schlafen, versprach aber zu frühstücken. Dann verbrachte ich den Morgen «im Spiegel», was ein alter Ausdruck von Syd war. «Komm aus dem Spiegel heraus», pflegte sie zu schreien, wenn ich all meine Zeit davor verbrachte. Natürlich hatte ich das von ihr.

Die Psychoklempner ermutigten uns, unseren nackten Körper mindestens einmal am Tag «offen» zu betrachten. Von Zimmergenossinnen wurde erwartet, daß sie Bitten um ein paar Minuten Intimität nachkamen. Lange, rechteckige Spiegel hingen an den Innenseiten aller Türen der Patientenzimmer. Sobald Janine gegangen war, schloß ich unsere Tür und schob einen Stuhl unter die Klinke.

Ich zog meine Kleider aus und stellte mich dicht vor den Spiegel. Ich dachte, was ich immer denke: Wäre es nicht nett, wirklich im Spiegel zu sein, wie die andere, die fiktive Alice, und zweidimensional statt dreidimensional zu sein? Das Bild von Leben ohne dessen Durcheinander.

Meine Haut war fast grau. Ich bin ein dunkler irischer Typ wie meine Großmutter Grace, Syds Mutter, mit schwarzem Haar und weißer, weißer Haut ohne Sommersprossen. So weiße Haut, daß sie manchmal bläulich aussieht, manchmal transparent. Aber nicht heute morgen. Ich beugte mich vor, bis meine Brustwarzen das Glas berührten. Die Haut rundum zog sich zusammen wie eine Blüte, die sich schließt. Montgomery-Drüsen, so heißen sie, diese häßlichen kleinen Erhebungen rund um die Brustwarze. Bei Brustverkleinerungen schneiden sie um die Montgomery-Drüse herum und heben sie ab wie den Deckel eines Marmeladenglases. Dann saugen sie das Fett heraus und nähen sie wieder an.

Ich versuchte, mir das vorzustellen, fuhr mit dem Finger um meine Warzenhöfe und zog an meinen Brustwarzen, bis sie nicht mehr bläulich waren, sondern rot. Man sagt, etwa achtzig Prozent der Frauen, die das machen lassen, würden etwas von ihrer Empfindungsfähigkeit verlieren.

Nicht, daß meine Brüste sehr groß gewesen wären. Ich war nicht anorektisch geworden, weil sie unerträglich groß waren. Außerdem war das die These der anderen: Sie dachten, meine Anorexie sei eine Reaktion auf irgendein Ereignis in meiner Vergangenheit. Bei all ihrer Bildung und Erfahrung schienen sie nicht zu erkennen, daß es komplizierter war.

Wie mein Körper vorher ausgesehen habe, wollten sie wissen. Dana sagte, Heranwachsende entwickelten häufig eine Anorexie, um nicht den Körper einer Frau zu bekommen.

«Wie Amy?»

Sie hatte nicht antworten wollen.

Als Mädchen war ich ein bißchen mollig gewesen. Kein fettes Kind. Nichts, womit man mich aufziehen konnte. In der siebten Klasse hielt ich zum erstenmal Diät. Syd machte mit. Eine Obstdiät. Drei Würfel: Grapefruit, Banane, Wassermelone. Ich entdeckte, daß ich meinen Körper auch dann nicht mochte, wenn er dünn war. Nie sah er richtig aus. Ich war zu breit gebaut, und so wirkten die Kurven plump. Die Brüste waren nicht rund, sondern spitz, die Brustwarzen zeigten nach unten, und die rechte Brust war eine ganze Nummer größer als die linke. Der Rest gehörte meinem Vater: lange Beine, kein Hintern, kurze Taille. Es war eine enorme Enttäuschung, als ich feststellte, daß keine Diät mir Syds Körper verschaffen würde. Da hörte ich auf; das war, als ich in die High-School ging, wo die meisten Mädchen ganz wild auf Diäten waren: Stillman, Scarsdale, eiweißreich, eiweißarm, Steakdiät, Grapefruitdiät usw. Ich resignierte einfach.

Mit dem tollen Körper verhielt es sich eben so, daß man entweder einen hatte oder nicht. Wie bei so vielen Dingen im Leben – Schönheit, Intelligenz, sportliche Fähigkeiten: alles angeboren. Dad glaubte an harte Arbeit und Training, um voranzukommen. Ehe er Rechtsanwalt wurde, spielte er Tennis, genau an der Grenze zwischen Profi und Amateur. Sein Aufschlag war schwach, sagte er, und daran scheiterte er. Aber er versuchte es. Syd sagte, während des Jurastudiums habe er vier Stunden am Tag trainiert. Er hatte sogar zwei verschiedene Trainer gehabt. Als sie kein Geld mehr hatten, gab er auf. Damals arbeiteten Ehefrauen nicht.

Ich meinte, diese Erfahrung hätte ihn eigentlich davon überzeugen müssen, daß gewisse Dinge eben genetische Vorteile sind. Doch so war es nicht. Er hatte das amerikanische Credo verinnerlicht: Arbeite, arbeite, arbeite, und du wirst belohnt werden. Als ich ihn danach fragte, sagte er, er hätte sich selbst gehaßt, wenn er es nicht versucht hätte, sei aber klug genug gewesen, sich etwas zu schaffen, worauf er zurückgreifen konnte. Mir kam es so vor, als sei gerade das sein Scheitern. Was schließlich waren Rückgriffe, wenn nicht ein Mangel an Glauben? Jeder kannte die Wahrheit über sich selbst. Wer man war. Was man leisten konnte.

Bei jedem Schwimmwettkampf, den ich je verlor, wußte ich von dem Moment an, in dem ich von dem schlüpfrigen Kachelboden auf den geriffelten Startblock stieg, wer mich schlagen würde. Es war die Art, wie sie ihre Muskeln ausschüttelte, wie ihre langen Glieder sich vor überschüssiger Kraft und Geschmeidigkeit rippelten wie das Wasser im Becken; die Art, wie sie sich vorbeugte und unter den Block griff, um ihre Muskeln zu dehnen; die Art, wie sie ihre Badekappe aufsetzte. All diese Dinge verrieten es mir. Entweder gewinnen wir, oder wir verlieren.

Da war vieles zu wissen. Oben auf dem Startblock pflegten die Drüsen in meinem Hals anzuschwellen. Meine Eustachischen Röhren – die dunklen, schmalen Verbindungen zwischen Rachen und Ohren – pochten. Und dann die ganzen Warums. Warum am Morgen aufstehen, wenn ich es doch schon wußte? Warum es versuchen? So vieles in meinem Leben schien bereits zu Ende.

Bei Syd war das anders. Sie sah überall Möglichkeiten. Selbst nach ihrer großen Enttäuschung, als mein Vater gegangen war. Alles konnte passieren. Sie brauchte nur in den Spiegel zu schauen, um zu wissen, daß jedes Buch, das je geschrieben worden war, jeder Film, jeder Song von ihr hätte handeln können. Meine Mutter konnte sich überall einfügen.

Wenn ich eine einzige Ursache für meine Anorexie hätte benennen müssen, dann hätte ich erklärt, sie beruhe auf einem Leben ohne Verlangen. Ohne Begehren irgendeiner Art.

Im Spiegel sah ich mehr oder weniger unverändert aus. Darauf arbeitete ich hin: keine Überraschungen. Meine Brüste waren so wie die meiner Großmutter Grace, ehe sie starb: halb Traube, halb Pflaume. Um die Wahrheit zu sagen: daß Männer von Brüsten so fasziniert waren, war mir immer peinlich, vor allem, wenn jemand an meinen saugen wollte. Obwohl das nur einer jemals tat, Ronald. Das passierte, bevor meine Brüste verschwanden. Und dann einmal mit meinem kleinen Bruder Alex, was für mich nicht zählte. Ich war sieben und er sechs Jahre alt, und ich forderte ihn dazu auf; es war etwas, das wir spätnachts im Fernsehen gesehen hatten, als der Lichtstreifen unter Syds Tür erloschen war und wir uns ins Wohnzimmer geschlichen hatten. Doch selbst mit Ronald, meinem engsten Freund, hatte ich an Tiere gedacht, als er seinen Mund auf meine Brust legte. Ich roch Milch.

Ich war in der High-School, als mir klar wurde, daß ich nie schön sein würde; vorher hatte ich erkannt, daß ich nicht schön *war,* doch in der High-School dämmerte mir, daß ich es *niemals sein würde.* Ich tat so, als seien Glaube und später Intellekt das, was für mich wirklich zählte. Nichts so Oberflächliches wie Aussehen. Mädchen, die sich darum sorgten, betrachtete ich von oben herab. Aber mit der Zeit ging mir mit erdrückender Klarheit auf, was ich verloren hatte. Die Ironie dabei war, daß so viele Anorektikerinnen bildschön waren. Gwen war hübsch wie ein Fotomodell, ein erbaulicher Ralph-Lauren-Traum. Selbst die kleine Amy sah aus wie ziseliert. Man hatte den Eindruck, daß sie sich aus Selbstschutz aushungerten – sie wurden von der Außenwelt so genau in Augenschein genommen. Ich war die Anomalie: eine durchschnittliche Anorektikerin. In jeder Hinsicht banal. Selbst in der Verirrung.

10

Ich fragte mich, ob gutes oder schlechtes Benehmen mir in Seaview ein Einzelzimmer einbringen würde. Ich wußte, daß sie dachten, ich hätte eine schlechte Einstellung. Was ungewöhnlich war. Ich war daran gewöhnt, als jemand mit guter Einstellung wahrgenommen zu werden. Selbstkontrolle, Zurückhaltung, Selbstverleugnung: Das mögen die Leute, vor allem an Mädchen. Aber es gab eine Grenze, wie bei allem, den Punkt, an dem man sich von anderen Leuten trennte. Immer, wenn ich als Heranwachsende eine Szene machte, einen Wutanfall hatte oder ihr öffentlich Widerworte gab, sagte Syd: «Jetzt überschreitest du die Grenze.» Als könne sie sie sehen, da, auf den Boden gemalt.

Ich versuchte, mich an Amy zu orientieren, aber sie war keine große Hilfe. Erstens hatte sie einen anderen Stundenplan. Keine Kunsttherapie, keine Gymnastik, nur halb so viele Gruppen. Sie kam zur Meditation, zu all unseren Zwölf-Schritte-Treffen, zu den Mahlzeiten. Anscheinend hatte sie eine Menge Einzeltherapie. Aber wenn sie einmal da war, war sie still. Wenn man sie auf irgendeine Weise ins Gespräch zog, erzählte sie von ihrer Karriere als Schauspielerin, an die außer Gwen niemand glaubte. Sie erwähnte Werbespots, Off-Broadway-Auftritte, Sommertheater. Selbst Janine, unsere Nett-zu-allen-weil-ich-hier-Rauskomme, selbst Janine sagte: «Wie viele *Annie*-Versionen kann es denn auf der Welt schon geben?»

Amy hatte eine Schauspielerinnenstimme, tief und rauchig. Wenn man die Augen schloß, während sie sprach, dachte man, sie sei eine Frau in den Zwanzigern, kein dreizehnjähriges Kind; wenn man sie wieder aufmachte, war sie Amy und sah aus wie zehn. Sie klagte häufig über Halsschmerzen, und sie erlaubten ihr spezielle Kräuterpastillen, die sie immer lutschte.

Wahrscheinlich war meine beste Chance auf ein Einzelzimmer schlechtes Benehmen. Wenn das Tugendlamm Janine nicht mit einem Einzelzimmer belohnt worden war, war es zweifelhaft, daß sie das bei mir tun würden, deren Einstellung ohnehin als destruktiv gewertet wurde. Die Schwierigkeit lag darin, sich nicht so schlecht zu benehmen, daß es meinen Aufenthalt verlängerte. Was anscheinend mit Amy passiert war.

Trotzdem zählte ich am meisten auf Syd. Sie hatte versprochen, sich mit dem Direktor zu treffen, und sie pflegte ihren Willen durchzusetzen.

Mein Gewicht war auf vierundvierzigeinhalb Kilo gestiegen. Das Team gab sein Okay zu körperlichen Übungen. Die Fitneßabteilung war kaum auf neuestem Stand: vier ineinander übergehende, schlecht durchlüftete Räume. Mary Beth händigte mir eine Karteikarte aus, auf die «Individueller Fitneßplan» gedruckt war. Ich erinnerte mich, das in der Broschüre über Seaview gelesen zu haben: «Wir bieten Ihrer Tochter einen individuellen Fitneßplan.» Meiner besagte, daß mir weder Aerobicübungen noch Gewichtheben erlaubt waren. Ich durfte nur Dehnungsübungen machen und schwimmen.

Mary Beth schüttelte mir die Hand, als hätten wir einen Handel abgeschlossen. «Ich hoffe, du benutzt den Pool. Du sollst ja angeblich schwimmen wie ein Fisch.»

«Das nennst du einen Pool?»

«Nicht vergessen», sagte Mary Beth. «Keine Bahnen schwimmen.»

Der Gymnastikraum hatte einen gepolsterten Boden und Spiegel an einer Wand. Mädchen saßen auf weißen Frotteetüchern und machten Dehnungsübungen. Ich erblickte Janine und setzte mich neben sie. Auf meiner Karte stand, daß ich die Aufwärmphase und die Abschlußphase der Aerobicübungen mitmachen durfte. Während des mittleren Teils, fünfzehn Minuten intensiven Workouts, sollte ich Atem- und Dehnungsübungen machen.

Wie Cass teilte Mary Beth uns nach den Störungen ein: zwanghafte Esserinnen nach links, Anorektikerinnen nach rechts, Bulimikerinnen in die Mitte. Sie sagte, sie brauche eine Anordnung, aus der klar hervorging, wer was machen durfte. Wir hatten uns ohnehin im wesentlichen so gruppiert. Die Bulimikerinnen hatten die unterschiedlichsten Figuren, einige «normal», einige fett, einige muskulös. Eher üppig als mager. Sie halfen uns, zumindest visuell den Übergang zwischen den Extremen zu vollziehen.

«Was hat sie für eine Geschichte?» fragte ich Janine.

«Wer?»

Ich deutete auf unsere Lehrerin. Mary Beth erklärte gerade Louise, warum sie ihr Handtuch nicht neben das von Gwen legen konnte. Jeder Muskel in Mary Beth' Armen und Beinen hob sich so deutlich von den anderen ab wie die Stränge eines Zopfes.

«Sie trainierte in einem hochfeinen Fitneßclub in New York City», erwiderte Janine. «Stars gingen dorthin. John Travolta und Bette Middler und Sylvester Stallone. Mary Beth trainierte nach jeder Mahlzeit zweieinhalb Stunden, und am Ende trainierte sie nach jedem Bissen, den sie gegessen hatte. Sie verließ den Club überhaupt nicht mehr, das brauchte sie auch nicht; es gab dort eine Saftbar und ein Café. Sie konnte keinen Job behalten. Sie zahlte alles mit ihrer VISA-Karte.»

«Und sie überzog?»

In diesem Augenblick bat Mary Beth um unsere Aufmerksamkeit. Sie stand vor uns, den Rücken dem Spiegel zugewandt. Ich konnte darin ihr straffes Gesäß sehen. «Ich möchte, daß alle tief einatmen.» Sie schob eine Kassette in einen Recorder. New-Age-Zeug. Ich konnte nicht einmal die Instrumente benennen.

«Fühlt, wie eure Muskeln sich zusammenziehen und e-n-t-s-p-a-n-n-e-n», sagte sie, «zusammenziehen und e-n-t-s-p-a-n-n-e-n. Schließt Frieden mit eurem Körper. Er ist in diesem Augenblick genauso, wie er sein soll.»

Mary Beth trug Radfahrerhosen und ein löchriges T-Shirt. Man konnte darunter ihre Muskeln sehen. Die Musik wurde schneller und vertrauter. Manche murrten. Sechs von uns durften nicht voll mitmachen; wir saßen da und dehnten uns. Ich hatte bereits beschlossen, daß hier nicht der Ort war, sich schlecht zu benehmen. Aerobic haßte ich sowieso; gewöhnlich schafften es nur die Trainerin und ihre Lieblinge, dabei nicht linkisch zu wirken. Eines der Mädchen, eine Fitneßsüchtige namens Penny, war eindeutig sauer. Nach der Hälfte der Dehnübungen stand sie auf und begann, zur Musik auf der Stelle zu hüpfen. Mary Beth schaute sie an, bis sie sich wieder hinsetzte.

Penny war in ganz Seaview berühmt. Selbst die Drogenabhängigen sprachen über sie. Gleich an ihrem ersten Tag hatte sie sich unerlaubt entfernt. Aber statt wirklich abzuhauen, war sie in einer zehn Kilometer langen Schleife um das Hospitalgelände herumgerannt. Darüber staunten die Süchtigen: daß sie nicht abgehauen war. Sie erkannten nicht, daß es für Penny keinen Ort gab, wohin sie abhauen mußte; sie konnte es überall machen. Gert kreuzte sie an diesem Tag auf der Heimfahrt von der Arbeit. Penny hatte die zweite Schleife begonnen, als Gert neben ihr anhielt und anbot, sie mitzunehmen. Penny rannte in Bluejeans und Oxford-Schuhen. Ein Arzt aus der Medizinischen mußte ihre Blasen behandeln.

Am Ende des Workouts wirkten Mary Beth' Kleider kleiner. Ihre Haut war braun und feucht und gespannt wie Plastikfolie. Sie sagte: «Schließt die Augen und konzentriert euch auf die Muskeln, die ihr braucht, um ein Bein zu heben. Stellt euch vor, wie sie sich zusammenziehen.»

Für eine Aerobiclehrerin war sie ganz schön von Zen angehaucht, das mußte ich zugeben. Zum Glück war sie nicht allzu fanatisch.

Der Umkleideraum hatte eine offene Dusche. Wir waren nicht gezwungen, sie zu benutzen. Wir konnten, wenn wir wollten, nach oben zu den mehr oder weniger privaten Duschen auf unserem Stockwerk gehen. Die meisten Mädchen taten das. Nur die Fitneßsüchtigen duschten sich unten. Penny und zwei andere drängten sich unter die Duschköpfe und seiften sich ein. Ich beobachtete sie aus dem Umkleideraum, aus nur ein paar Metern Entfernung, wo ich so tat, als trocknete ich mich ab. Sie posierten füreinander, indem sie die Seife fallen ließen oder sich nach schwer erreichbaren Körperteilen reckten. Nackt sahen ihre Körper eigenartig aus: flach und gewölbt gleichzeitig, hier konvex, dort konkav. Das Wasser der Dusche rann in eigenartigen Strömen über ihre Gestalten – niemals einfach gerade nach unten –, um Quadrizeps und Trizeps, Trapez- und Deltamuskel herum, zuerst von dieser, dann von jener Muskelgruppe abgelenkt. Für mich sahen sie aus wie mißgestaltete Spielsachen. Doch ihnen ging das anscheinend nicht so. Ich fragte mich, was sie sahen, wenn sie sich in der Dusche verrenkten und verborgene Muskeln zur Schau stellten, damit die anderen sie bewunderten.

Ihre Kleider lagen in drei ordentlichen Häufchen auf der abgenutzten Bank, die den Duschen am nächsten stand. Was mir ins Auge fiel, war eine himmelblaue Damenbinde, die aus einem der Häufchen herausragte; jemand hatte ihre Periode. Ich fragte mich, wer das sein mochte. Fitneßsüchtige verloren ihre Periode fast ebenso häufig wie wir: Um zu bluten, braucht man zwanzig Prozent Körperfett. Das wußte ich, weil ich es nachgeschlagen hatte. Meine Perioden begannen auszubleiben, als ich im ersten Jahr im College war, ungefähr um die Zeit, als Ronald und ich uns entzweit hatten. Bei der Graduierung hatten sie ganz ausgesetzt. Ein merkwürdiger Zufall war, daß die Menopause bei Syd sehr früh eingetreten war – vorzeitiges Ovarialversagen nannten sie das, sie war erst zweiundvierzig – und wir gleichzeitig zu bluten aufhörten. Ich erinnere mich daran, weil sie viele Ärzte konsultierte.

Die Binde war eine mit Klebestreifen – etwas, das ich kaum getragen hatte. In den letzten paar Jahren hatte sich die «Technologie» verändert. Keine Gürtel mehr. Syd hatte mir gezeigt, wie man sie trägt, und es mir vor dem Spiegel an ihrem Körper demonstriert. Wir übten das Einfädeln der dünnen Enden in die metallenen Haken, deren scharfe Zähne sie festhielten. Syd riet mir, den Gürtel etwa in Hüfthöhe zu tragen. Das Metall drückte sich in meine weiche Haut und zerrte an meinen Schamhaaren. Ich hätte mich gern gekratzt. Syd sagte, es sei eine Schande, daß mein Schamhaar so dunkel sei. Sie hob die Arme und zog ihr

Hemd hoch, so daß ich die Kurve ihrer Taille und den flachen Bauch sehen konnte.

«Nicht schlecht für eine alte Dame, was?»

Syds Schamhaar war hell, nicht eigentlich blond wie das Haar auf ihrem Kopf, aber heller als meines. Und sie hatte sehr viel mehr davon als ich. Eine winzige aschblonde Afromähne. Ich dachte an einen Ausdruck, den ich in der Schule gehört, bis dahin aber nicht verstanden hatte. In der Cafeteria pflegten Jungen die Bedienungen zu fragen, ob es Pelzkuchen zum Nachtisch gäbe, und dann in Gelächter auszubrechen. Ich hatte mich gefragt, ob Alex Pelzkuchen kannte.

Die Mädchen in der Dusche waren zu sehr damit beschäftigt, sich zu bewundern, um zu merken, daß ich mich an ihre Sachen heranmachte. Ich wußte, das war meine Chance. Dafür würde ich in einigermaßen große Schwierigkeiten kommen. Groß genug, so hoffte ich, für ein Einzelzimmer. Ich packte all ihre Kleider und rannte davon.

11

Als das Geschrei einsetzte, war ich im Treppenhaus, noch nicht einmal auf halbem Weg in den ersten Stock. Ich ging auf Zehenspitzen und versuchte, mit meinen Slippern möglichst leise aufzutreten. Mein Körper war über das Bündel aus entwendeten Handtüchern und Kleidern gekrümmt, als ich das erste hysterische Klingeln hörte. Ich erstarrte.

Stimmen kreischten: «Wo sind unsere Kleider? Wo sind unsere Kleider? Wir haben nichts anzuziehen!»

Ich rannte, zwei Stufen auf einmal nehmend, die Treppe hinauf und stopfte das Kleiderbündel in den ersten Plastikwäschekorb, den ich auf unserem Flur fand, die Art, die zweimal am Tag geleert wurde. Dann ging ich schnurstracks in mein Zimmer.

Was als nächstes geschah, erfuhr ich abends beim Essen. Amy hatte die Geschichte von den Krankenschwestern; sie war schon so lange da, daß sie es bei ihr mit ihren Verhaltensmaßstäben nicht mehr so genau nahmen. Laut Amy hatte Mary Beth die Fitneßsüchtigen – Penny und ihre beiden Freundinnen, die eine eine untersetzte Bodybuilderin, die so viele Steroide genommen hatte, daß sie einen schwarzen Schnurrbart bekam, die andere eine ehemalige Ironwoman-Triathletin, die ihre Medaille jeden Tag unter der Kleidung trug – unmißverständlich angewiesen, zu bleiben, wo sie seien, während sie Handtücher und Bademäntel holen ginge. Selbstverständlich, sagten sie, wohin sollten sie in ihrem Zustand auch schon gehen?

Kaum war Mary Beth fort, schlichen sie sich aus dem Umkleideraum, am Schwimmbecken und dem Gymnastikraum, wo sie zusammen Aerobic gemacht hatten, vorbei zur Folterkammer mit den Gewichten am hintersten Ende. Nackt. Schamlos unter vollem, fluoreszierendem Licht. Sie rechneten:

Mary Beth würde acht bis zwölf Minuten weg sein, Zeit genug. Ein paar kostbare, unbewachte Minuten verbrachten die Mädchen damit, hin und her zu wandern und zu überlegen. Schwimmen? Um die Wette? Ein Unterwasserwettrennen? Sechs Stemmübungen auf der Bank? Doch dann bemerkte Penny das Band, das noch in dem Kassettenrecorder steckte, wo Mary Beth es zurückgelassen hatte, und damit war der Fall klar.

Sie spulte das Band im Schnellrücklauf zurück, bis sie die Discomusik gefunden hatte, und drückte auf die Play-Taste.

Penny war professionelle Tänzerin gewesen, ehe sie Aerobictrainerin wurde. In der Gruppentherapie hatte sie zu uns gesagt: «Wer kümmert sich nach einer Weile noch darum, was die Bewegung bedeutet? Was der Tanz aussagt?»

Sie begann mit ihrer Lieblingsroutine und paßte die Schrittfolgen der Musik an. Die anderen folgten, jede eine ganze Armlänge von Penny entfernt, jede mit freiem Blick auf sich selbst im Spiegel.

Sie sahen sich beim Tanzen zu.

So fand sie Mary Beth, als sie wiederkam. Taub für ihre Rufe; die Musik war voll aufgedreht. Ihre Körper glänzten. Hart. Keine schlaffe Stelle. Skulpturen aus Fleisch, die auf und ab hüpften wie Bälle, nahtlos. Als komme jedes Mädchen aus einer Gußform.

Mary Beth hielt das Band an. Sie brauchten eine ganze Minute, bis sie aufhörten. Die Musik klang in ihren Ohren nach. Langsam gaben sie ihre Verrenkungen auf, wie eine Spirale, die sich rückwärts dreht.

Als alles still wurde, schrie Penny.

Wir sahen sie erst am folgenden Tag beim Frühstück wieder. Sie waren zu ihren Psychoklempnern und zu Team-Treffen gescheucht worden. Beim Frühstück reservierten wir ihnen Plätze und teilten unsere geschätzteste Köstlichkeit mit ihnen: frisch gepreßten Orangensaft. Louise trug sogar ihre leeren Tabletts zurück ans Bedienungsfenster; sie mußte dreimal gehen.

12

Vor dem Mittagessen wurde ich zu einem Treffen mit meinem Team in Danas Büro gerufen. Gert, Cass, Mary Beth, Dana und der Arzt, der mich aufgenommen hatte, Dr. Paul, saßen in einem Kreis. Ihre Knie berührten sich. Es gab einen leeren Stuhl. Gert klopfte darauf und wies mich an, mich zu setzen. Dana übernahm das Reden.

«Wir würden gern über den Vorfall in der Dusche sprechen», sagte sie.

Nicht Diebstahl. Nicht Fehlverhalten. Nicht Jux. *Der Vorfall in der Dusche.* Der unbeschreibliche Seaviewer Sinn für Humor, dachte ich.

Sie sagte: «Macht es Ihnen Freude, Leute zu beobachten?»

«Kommt darauf an, was sie tun.»

«Fühlen Sie sich mächtiger, wenn Sie jemanden sehen können, er Sie aber nicht?»

«Nicht unbedingt.»

«Macht es Ihnen besondere Freude, Frauen zu beobachten?»

Das war mehr, als ich erwartet hatte. Eine volle Minute lang sagte ich gar nichts.

Da sie überwiegend Therapeuten waren, warteten sie.

Die Wahrheit war, daß ich tatsächlich gern Leute beobachtete, vor allem Frauen, aber nicht aus den Gründen, an die sie dachten. Anorektikerinnen sind Beobachterinnen, wir nehmen Maß. Wie Zuschauerinnen blicken wir auf andere Leben, andere Möglichkeiten. Ich beobachtete Frauenkörper nicht aus Lust, sondern in der Hoffnung, Unvollkommenheit zu finden.

Dana räusperte sich. «Ihre Mutter hat sich letzten Freitag mit dem Direktor getroffen. Und dann mit Dr. Sampson.»

Dr. Paul blätterte mit seinen pummeligen Händen in meiner Akte.

«Mrs. Forrester möchte unbedingt, daß Sie ein eigenes Zimmer bekommen», sagte Dana. «Sie setzte sich mit allem Nachdruck dafür ein.»

Ich versuchte, Danas Gesichtsausdruck zu lesen. Haßte sie meine Mutter? Ich fragte mich, ob Syd irgend etwas Herabsetzendes über sie zu dem Direktor gesagt hatte.

«Dr. Sampson ist, glaube ich, dafür.»

Er nickte, ohne aufzublicken, die Nase noch immer in meiner Akte. Als suche er etwas, statt sich zu verstecken.

«Wir waren zuerst dagegen» – Dana sah die anderen an –, «aber nun, da Janine am Freitag geht, gibt es vielleicht eine Möglichkeit. Sie und Amy werden die Zimmer tauschen, wenn Janine auszieht. Amy und das neue Mädchen werden Zimmergenossinnen. Wir denken, das wird auch Amy guttun. Die Gesellschaft. Und Sie werden für sich sein.»

Ich fühlte mich seltsam, auf diese Weise ein Zimmer zu bekommen. Ich hatte nicht an die Schlüsse gedacht, die sie ziehen würden. Mein Magen flatterte. Was würden sie den anderen sagen? Sie sollten nicht mit Alice duschen?

«Und da ist noch etwas. Wir haben Ihrer Mutter vorläufig Besuchsverbot erteilt.»

«Was?»

«Wir glauben, eine Trennung wird Ihre Genesung fördern.»

«Sie kann mich nicht mehr besuchen?»

«Die Bindung zwischen Mutter und Tochter kann die intensivste Beziehung im Leben einer Frau sein.»

Dr. Paul stand auf. «Vor allem einer alleinstehenden Frau», sagte er.

13

Bei Janines Abschiedsritual zerbrach ihr Stuhl. Es war eine schlichte Abschiedsparty, aber sie nannten es «Abschiedsritual», weil sie sich für überaus spirituell hielten. Im Feiern von Partys waren sie in Seaview nicht sonderlich gut; sie hatten nichts zum Knabbern anzubieten und verboten kategorisch Luftschlangen und Ballons. Statt dessen dekorierten wir den Gruppenraum mit doppelt so vielen Postern und Plaketten wie üblich. Beide Primärgruppen – wir waren für die Gruppentherapie aufgeteilt worden, weil siebzehn zu viele für die Seelenbohrerei waren – waren anwesend. Jede Frau brachte was aus ihrem Zimmer mit, und die Betreuerinnen verschenkten Sachen aus ihren Büros und Wohnungen. Ich hatte noch nie so viele bestickte Zierdeckchen und -tücher auf einmal gesehen. Cass hängte Janines riesige Körperzeichnung an die Wand, damit jede sie sehen konnte. Am anderen Ende des Raums standen auf einem schiefen Kartentisch Apfelsaft und Pappbecher.

Gert und Dana leiteten das Ritual. Sie schenkten Janine ein kupferfarbenes Medaillon mit «Ein Tag nach dem anderen» auf einer und ihrem Namen und dem Datum auf der anderen Seite. Das Seepferdchen von Seaview, winzig und nicht sehr wirklichkeitsgetreu – es sah aus wie ein Hund mit Flügeln –, schwamm über Janines Namen. Wenn wir nicht die volle von unseren Ärzten verordnete Behandlungszeit absolvierten, bekamen wir keine Medaillons. Das hörte sich für mich natürlich wie das Ende der Welt an.

Gert und Dana forderten jede von uns auf, Janine ein symbolisches Geschenk zu geben.

«Etwas von eurem Selbst, eurem besten Selbst, von dem ihr meint, Janine sollte es draußen in der Welt haben», sagte Gert.

Janine saß vorn im Raum, die Hände im Schoß gefaltet, die

Fußknöchel unter dem Stuhl gekreuzt. Sie trug ein weißes Baumwollkleid mit breitem Häkelsaum. Jemand hatte ihr einen Zweig Schleierkraut hinter das linke Ohr gesteckt. Gert und Dana standen rechts und links von ihr.

«Ich fange an», sagte Dana.

Die Betreuerinnen meldeten sich immer freiwillig zu den Übungen der anderen. Das war ein beruflicher Trick; sie dachten, Begeisterung sei ansteckend.

«Ich schenke Janine Mut zu ihren Gefühlen.» Dana beugte sich nieder und küßte Janine auf die Wange.

«Ich schenke Janine Demut oder, mit anderen Worten, Selbsterkenntnis», sagte Gert und gab ihr ebenfalls einen Kuß.

Das erinnerte mich an das Ende des *Zauberers von Oz:* ein Herz, ein Gehirn, ein Heim. Wir standen von unseren Stühlen auf und stellten uns in einer Reihe vor Janine hin.

«Gelassenheit», sagte Queen Victoria.

«Hoffnung», sagte Penny.

Ich war die letzte in der Reihe.

«Eigenliebe», sagte jemand aus der anderen Primärgruppe.

Das war bislang das Schlimmste. Ich war seit zwei Wochen in Seaview, schon ein ganzes Leben lang, wie mir schien, aber nicht lange genug, um an diese Art emotionaler Extravaganz gewöhnt zu sein.

«Glück», sagte Pennys Freundin, die Fitneßsüchtige mit dem Schnurrbart.

Die Reihe wurde immer kürzer.

«Friede.»

«Glaube.»

Ich wollte Janine schenken, was der Zauberer Dorothy gab: absolut gar nichts.

«Kameradschaft», sagte Louise, die weinte. Natürlich.

«Freude», sagte Amy.

Mehr als nichts: das Fehlen von Dingen, was besser war. Wunschlosigkeit wollte ich Janine schenken. Mir lief die Zeit davon.

«Ehrlichkeit.»

«Verständnis.»

Ich versuchte, an Konkretes zu denken. Der Hintern, mit dem sie gekommen war, Jeans Größe vierzig.

«Gelassenheit», flüsterte Gwen, die nicht merkte, daß dieses Geschenk bereits überreicht worden war.

Dana sagte es ihr.

Gwen schien betroffen. Sie zuckte mit den Schultern, und ihr weißblondes Haar hätte sich fast gelöst. Ich war die nächste in der Reihe. Wenn ich darauf pustete, würde Gwens Haar den Halt verlieren. Endlich fiel ihr etwas ein: «Akzeptanz.» Sie beugte sich zum Kuß nieder. Die Bewegung reichte: Ihr Haarzopf löste sich und fiel nach vorn. Als Gwens Haar Janines mit Rouge geschminkte Wange berührte, sackte Janines Stuhl auf unerklärliche Weise an einer Seite ab; das linke hintere Stuhlbein war eingeknickt wie ein Knie. Als habe Gwens federleichtes Haar eine unsichtbare Waage aus dem Gleichgewicht gebracht. Janine merkte es sofort und warf sich nach rechts, weg von dem einknickenden Bein. Aber es war zu spät, die rechte Seite gab unter der unerwarteten Last nach, und der ganze Stuhl brach zusammen.

Zu meiner Überraschung landete Janine nicht auf dem Boden. Sie fing sich, ehe der Stuhl kaputtging, und kauerte halb in der Luft, die Knöchel noch immer gekreuzt, den Stuhl unter sich. Eine wunderbare Rettung, dachte ich. Vielleicht etwas linkisch, als sie vorwärts gegen Gwen stolperte, aber weniger linkisch, als wenn sie gefallen wäre.

«Anmut», sagte ich schließlich über Gwens Schulter zu Janines Scheitel. Gert war die einzige, die mein Geschenk hörte. Sie schaute mich mißbilligend an, packte den schadhaften Stuhl mit einer Hand und entfernte ihn aus dem Raum, ehe irgendjemand sich wundern konnte. Das Ritual war zu Ende.

«Verdammte Stühle», brummte Gert, als sie zur Gruppe zurückgekehrt war. «Ich habe neue verlangt. Die hier sind ungefähr hundert Jahre alt.»

Wir nickten höflich zu ihrer Lüge.

Janine stand zu einer Seite geneigt, die Spitzen ihres Rocksaums streiften den Teppich. Sie beäugte den Schleierkrautzweig auf dem Fußboden. Gert schlang ihre Matronenarme um Janine und drückte sie an sich. Dana hob den Zweig auf und steckte ihn wieder hinter Janines Ohr.

«Zeit für den endgültigen Abschied», sagte sie.

Gert und Dana ließen Janine vor ihrer Körperzeichnung Aufstellung nehmen, um gute Wünsche zu empfangen. Sie lächelte wie eine Brautmutter: erschöpft, erleichtert, insgeheim enttäuscht, traurig. Man konnte an der Körperzeichnung sehen, daß sie dünner gewesen war, als sie eingewiesen wurde, aber niemand sagte etwas. Gert legte Musik auf, eines von Mary Beth' Entspannungsbändern, und einige der Mädchen begannen zu tanzen. Ich saß auf einem Stuhl – man hatte sie alle an die Wand geschoben – und starrte auf meinen Becher Apfelsaft. Noch immer hatte ich Janines Beinahe-Sturz vor Augen; er war eindrucksvoll gewesen, ihr Reflex, sich selbst zu retten. Die kleine Amy kam herüber und wollte mit mir tanzen. Ich sagte nein. Enttäuscht zuckte sie mit den Schultern.

«Trotzdem, danke.»

Sie zuckte erneut mit den Achseln, tat gleichgültig, schob die Unterlippe vor. Sie hatten ihr noch nichts von dem bevorstehenden Zimmertausch gesagt. Ich fragte mich, ob sie mit mir hätte tanzen wollen, wenn sie es gewußt hätte. Penny gesellte sich zu uns, und nach ein paar kurzen Worten eilten die beiden auf die Tanzfläche. Sie drehten sich zur Musik der Jackson Five. *Easy as one-two-three.* Penny verrenkte sich im Takt. Sie konnte jede Muskelgruppe einzeln hervortreten lassen. Hüften, Bauch, Beine und Schultern bewegten sich unabhängig voneinander. Sie tanzte doppelt so schnell wie der Takt der Musik: zwei Bewegungen auf jeden Schlag. Amy konnte kaum mithalten.

Hinten im Raum neben dem wackligen Tisch mit den Erfrischungen brachte Queen Victoria Gwen bei, Walzer zu tanzen. Auch *Eins-zwei-drei,* aber anders. Sie sahen auf ihre Füße, die über den grauen Teppich tanzten, und keine von ihnen hörte den Jackson Five zu. Gwen hatte ihr Haar wieder festgebunden, und ich konnte ihren Ernst an der Haltung ihres Kinns – stärker vorgereckt als gewöhnlich – und an den Linien um ihren Mund erkennen. Sie legte eine elfenbeinerne Hand auf Queen Victorias Schulter und ließ sich führen. Sie tanzten in einem Quadrat ein paar Schritte von Louise entfernt, die allein in der Nähe des Apfelsafts saß. Louise lächelte ermutigend.

Ich nahm an, daß Janine deshalb nicht mit dem Stuhl zusammengebrochen war, weil sie überhaupt nicht richtig gesessen hatte. Nicht ganz. Nicht so, wie ich saß, das Gewicht in der Mitte des Sitzes zentriert. Sie hatte sich halb in der Luft gehalten, fast geschwebt, direkt auf und über dem Stuhl, ihre Haut hatte Metall berührt, aber ihre Muskeln waren hart und angespannt gewesen, auf der Hut vor dem Unvermeidlichen, auf den befürchteten Zusammenbruch wartend. Sie war sich ihres Umfangs bewußt gewesen, ihrer neuen (aber letztlich alten) Körperfülle, dessen, daß sie zuviel Raum einnahm, in der Welt zuviel war. Janine war wachsam gegenüber den möglichen Demütigungen, die ihr Körper ihr eintragen konnte, und sie war vorbereitet, als der Stuhl nachgab. Janine war eher Pfadfinderin als Majorette, denn sie war vorbereitet gewesen. Und würde es immer sein.

Do, re, mi, sangen die Jackson Five. Gert ging zu Penny hinüber und sagte ihr, sie solle während des nächsten Songs sitzen bleiben. Penny rannte weinend aus dem Raum.

Ich hätte diesen Stuhl niemals genommen. Ich hätte seine Zerbrechlichkeit gespürt und einen anderen gewählt. Syd hat mir erzählt, daß ich niemals hinfiel, als ich Laufen lernte. Nicht ein einziges Mal. Mit achtzehn Monaten tappte ich mit ausgestreckten Armen vom Sofa zur Wand und zurück zum Sofa, die Fingerspitzen wie Augen, die alles in sich aufnahmen. Oder ich krabbelte. Zwischen Anmut und Abhängigkeit hatte es für mich nichts gegeben. Und gab es noch immer nichts.

Teil III

14

Syd bezeichnete die Frau, mit der mein Vater ein Verhältnis hatte, als ich in der High-School war, die Frau, die ihrer Ehe schließlich ein Ende setzte, als die «Bildhauerin». Sie war keine Bildhauerin, überhaupt keine Künstlerin, nicht einmal Kunsthandwerkerin, sondern nur eine ungekämmte, dreiundzwanzigjährige Jurastudentin, die ein Praktikum im Anwaltsbüro meines Vaters machte. Sie trug ihr wildes, vorzeitig ergrautes Haar zurückgebunden mit einem jeden Tag anders gemusterten Tuch. Die Frisur ließ ihre große römische Nase, die einige vielleicht unattraktiv gefunden hätten, effektvoll hervortreten. Als Syd sie auf der jährlichen Weihnachtsparty kennenlernte, trug die «Bildhauerin» schwarze Samthosen, Schuhe mit Plateausohlen (es war Anfang der siebziger Jahre) und eine rote Samtweste, die sie in einem Billigladen gekauft hatte. Sie schüttelte Syd die Hand wie ein Mann, und Syd bemerkte, daß ihre Fingernägel kurz und ausnehmend schmutzig waren. Daher der Spitzname.

Dad berichtete Syd fast sofort von dem Verhältnis. Er hatte kaum eine andere Wahl, da seine rasende Verliebtheit so offenkundig war. Syd lebte drei Monate lang mit der Untreue, versuchte, modern zu sein, und warf ihn dann hinaus, nachdem er eines Abends, an dem sie Gäste eingeladen hatten, zu spät aus dem Büro nach Hause kam. Dad traf eine halbe Stunde nach dem letzten Gast ein.

Dad und die «Bildhauerin» lebten ein Jahr zusammen in Brookline, und als sie ihn wegen eines jüngeren Mannes verließ, der genauso ungepflegt war wie sie, zog Alex zu Dad in die Gartenwohnung mit den zwei Schlafzimmern.

Ich kann mich an keine großen Diskussionen wegen Alex' Umzug erinnern. Es gab keine Schlacht um das Sorgerecht. Wir alle hatten gewußt, daß es so kommen würde. Wir waren bereits in unserem Haus in Deer Park in zwei Parteien gespalten gewesen, die Jungen gegen die Mädchen. Es war ein fortdauernder Wettbewerb darum, wer besser war. Wenn Billie Jean King in *The Battle of the Sexes* Bobby Riggs spielte, saßen wir vier vor dem Fernseher paarweise auf getrennten Sofas und hielten zu unserem jeweiligen Geschlecht. Wir hatten um ein schickes Essen gewettet, das das Verliererpaar zubereiten mußte. Natürlich gewannen Syd und ich, aber die Jungen zahlten es uns heim, indem sie schlecht kochten – ein zusammengefallenes Soufflé und eine angebrannte Crème brûlée –, was perverserweise zum Beweis ihrer Überlegenheit wurde: Sie konnten nicht kochen, wir dagegen schon. Auf diese Weise begann ich den Unterschied zwischen Jungen und Mädchen, Männern und Frauen zu verstehen: Das Versagen von Männern war oft ein Beweis für ihre Männlichkeit; das Versagen von Frauen war der Beweis für deren Fehlen.

Ich glaube nicht, daß ich Alex je verzieh – bis dahin hatten wir uns wie Zwillinge nahegestanden, denn wir waren weniger als ein Jahr auseinander –, mich mit ihr allein gelassen zu haben.

Dad lebte nach der «Bildhauerin» mit niemandem mehr zusammen. Als Alex und ich auf dem College waren, hatte er ab und zu eine Freundin. Ein paar stellte er uns sogar vor. Aber keine von ihnen hielt sich sehr lange. Die meisten dieser Frauen waren genauso zerzaust und ungepflegt wie die «Bildhauerin»; keine von ihnen war so hübsch wie unsere Mutter.

Ich erinnere mich, daß ich vor Dads tatsächlichem Weggang spürte, daß er sie verlassen wollte, daß wir alle sie verlassen wollten. Ich erinnere mich an die langen, schweigsamen Fertigmahlzeiten an den Abenden, an denen Dad angerufen und gesagt hatte, er werde später kommen; zu dritt hockten wir mit zusammenklappbaren Holztabletts vor dem Fernseher. Syd hatte Schuldgefühle, weil wir beim Essen fernsahen, doch es kam soweit, daß wir zuschauen konnten, wie eine Eule eine Mäusefamilie tötete – einschließlich der Mäusebabys –, ohne dabei den Appetit zu verlieren.

Alex ging aufs Reed College in Oregon und begann sich für den Westen und die freie Natur zu begeistern. In den Sommern arbeitete er für eine Abenteuerreiseagentur. Er kam ungefähr jede zweite Weihnacht nach Hause und sprach von physischer Ausdauer und Euphorie. Ich ging aufs Boston College und besuchte in der einen Woche Dad, in der nächsten Syd. Ungefähr um die Zeit meines Abschlusses kam Dad mit einer Diskussionsgruppe in Berührung, die sich mit Männlichkeit beschäftigte. Einer der Partner in seiner Kanzlei hatte ihn zu dem ersten Treffen mitgeschleppt, und er wurde reguläres, begeistertes Mitglied. Die Männer lasen Märchen und Mythen, in denen es um männliche Macht ging, und fuhren zu Wochenend-Retreats in die Wälder. Sie stellten sich selbst auf die Probe, nicht physisch, wie Alex das tat, sondern spirituell. Sie tanzten und führten Rituale durch. Sie redeten über Körperbehaarung und über Authentizität. Mein fünfundfünfzigjähriger Vater hörte auf, sich zu rasieren, und kaufte sich eine Trommel.

Während der Einzeltherapie sagte Dana, daß Kinder aus einem Elternteil häufig den guten und aus dem anderen den bösen Menschen machen. Sie sagte, meine Wut auf Syd sei greifbar, meine Wut auf meinen Vater dagegen völlig verdrängt. Es war schwer, auf ihn wütend zu sein, das stimmte. Doch ich betrachtete Syd nie als die Böse. Sie gehörte einer Frauengeneration an, die ihre eigenen Ambitionen für ihre Kinder opferte, und als Alex und ich heranwuchsen und sie erkannte, daß das Wichtigste an der Elternschaft nicht darin lag, Phantasie zu haben, sondern Konsequenz zu zeigen, wurde ihr klar, so interessant wir auch sein mochten, so spektakulär unsere Leben auch werden sollten, wir würden dennoch niemals *ihr* Leben, *ihr* Ehrgeiz, *ihr* Verlangen sein. Wie konnte ich angesichts ihrer Enttäuschung wütend sein auf Syd?

Gleichzeitig betrachtete ich Dad auch nicht unbedingt als den Guten. Er war zu sehr damit beschäftigt gewesen, Rechtsanwalt zu sein, und hatte sich nicht genug dafür interessiert, Vater zu sein, als daß ich kostbare Erinnerungen an ihn gehabt hätte. Ich erinnere mich an das einzige Mal, als er ein aktiver Vater gewesen war – das Jahr, in dem er Alex' Little-League-Mannschaft trainierte. Alex war ein guter Baseballspieler, der überall im Feld spielen konnte, nur nicht im Bereich des Pitchers. Genau da setzte Dad ihn ein. Die Mannschaft verlor jedes Spiel, das Alex begann. Schließlich trat er aus, und Dad mußte die Saison ohne seinen Sohn zu Ende bringen.

Mehr als alles andere war ich mir der Fehlschläge meines Vaters bewußt – im Tennis, in der Ehe, im Ehebruch –, und er tat mir leid. Was ich nicht fühlte, war Respekt. Mit den Jahren empfand ich dessen Fehlen als belastend.

15

Amy stand heulend im Gang. Mary Beth, Gert und Amys persönlicher Therapeut bildeten einen engen Kreis um sie. Penny und Queen Victoria trugen Amys wenige Habseligkeiten – Jungmädchenkleider, Plüschtiere und einen großen Stapel *Variety*-Hefte – aus ihrem Einzel- in mein Doppelzimmer. Jedesmal, wenn ich mit meinen Kleidern und Toilettensachen an ihnen vorbeikam, fragten sie mich, ob ich wisse, was passiert sei. Ich zuckte mit den Schultern und sagte, ich hätte keine Ahnung. Beim dritten Mal hatte Penny einen Gesichtsausdruck, der *Aha* sagte, und mochte mir nicht in die Augen sehen. Victoria lächelte bloß wie jedermanns Großmutter und wollte glauben, was am einfachsten war.

Gewöhnlich ging die Zimmergenossin nach unten, um den Neuankömmling abzuholen, aber Amy heulte weiter, und ich wurde gebeten, die Neue in unser Stockwerk zu begleiten. Zwar widerstrebte es mir zutiefst, Dr. Paul zu begegnen. Doch Gert sagte, das sei das *mindeste*, was ich tun könne, wobei sie «mindeste» betonte.

Unten plauderten Dr. Paul und Amys zukünftige Zimmergenossin vor der Tür seines Büros. Sie bemerkten mich nicht, also lungerte ich bei den Aufzügen herum, damit ich sie mir ungestört ansehen konnte. Eine Krankenschwester kam vorbei; ich kniete nieder, um meine Schnürsenkel zu lösen und wieder zu binden.

Sie sprachen beinahe flüsternd. Er stand mit einem Arm gegen den Türrahmen gelehnt, und sie war ihm näher, als ich je hätte sein wollen. Sie hatte die Arme in die Seiten gestemmt; eine schwarze Handtasche stand wie ein Fächer von ihrer Hüfte ab.

Er zeichnete mit den Händen etwas in die Luft. Sie beugte sich aufmerksam vor. Mit ihrer ganzen Länge von mindestens einsachtzig. Ihr zerzaustes, schmutzigblondes Haar schwebte dreißig Zentimeter über Dr. Paul. Sie trug schwarze Lederhosen mit hoher Taille und einen flauschigen lavendelfarbenen Pullover mit weitem Ausschnitt.

Dr. Paul schaute überallhin, nur nicht auf ihre Brüste; das strengte ihn sichtlich an, und seine Halsmuskeln verzerrten sich, während er sprach. Ich schlenderte zu ihnen hinüber. Schweiß glänzte auf seiner Stirn. Sein ganzer Körper war eine kleine, unglückliche Erektion. Sie war die Art Frau, der ich instinktiv aus dem Weg ging. Ich räusperte mich.

«A-hem.»

«Oh, ja, Miss . . . eh, Sie sind gekommen, um unseren Neuankömmling abzuholen.»

«Forrester», sagte ich, mehr zu ihr als zu ihm. «Alice Forrester.»

Ihre Hand war warm und feucht, aber nicht unangenehm. Sie roch nach frischer Luft. «Maeve Sullivan.»

«Nun, ich hoffe, Sie haben einen angenehmen Aufenthalt», sagte Dr. Paul.

Sie lächelte ihm zu und hielt dabei den Kopf hoch, um den Ansatz eines Doppelkinns zu vermeiden. Ihre Züge waren breit, die Backenknochen ausgeprägt. Bulimikerin, da war ich ziemlich sicher. Sie drückte seinen Arm gleich über dem Ellbogen. «Bis demnächst», sagte sie.

Er grinste. «Fühlen Sie sich wie zu Hause.»

«Ach, und was ist mit denen?» Maeve zeigte auf ein paar mittelblaue Koffer, die mit den harten Schalen, die eine wahre Strafe sind.

«Überlassen Sie die mir.» Er streckte die Arme aus, großmütig, als biete er mehr, als wir sehen konnten.

«Sie sind zu freundlich», sagte sie.

«Das stimmt.» Er nickte.

Er schien nicht zu merken, daß er umschmeichelt wurde. Es war mir peinlich.

Er sagte: «Man sagt immer, ich sei zu freundlich.»

16

Maeve wollte einen Rundgang durch das Erdgeschoß machen, bevor wir nach oben gingen. Ich sagte: «Aber du wirst schon erwartet.»

Sie ging an mir vorbei in den Vortragssaal, den Duft nach frischer Luft hinterlassend. Wie Erde nach einem Regen. Zuerst dachte ich, es sei einfach der Geruch von jemandem, die nicht in Seaview lebte. Aber da war noch etwas anderes. Ich nahm zwei Schritte auf einmal, um sie einzuholen.

Ich sagte: «Mir persönlich ist es ja egal, aber ich glaube, du hast heute deine erste Sitzung mit deinem individuellen Psychoklempner.»

Sie befingerte die sentimentalen Poster und Plaketten. «Ich hab's nicht eilig.»

Ich folgte ihr zur Cafeteria; wir betrachteten die Menge, gingen aber nicht hinein. Die Süchtigen aus dem dritten Stock widmeten sich mürrisch ihrem Lunch, die Köpfe entschlossen über die Tabletts gebeugt. Wir aßen nicht zusammen, weil sie essen durften, was sie wollten.

Maeve schien über nichts erschreckt oder überrascht. Ich zeigte auf die Fitneßabteilung am Ende des Flurs. Sie deutete auf die vier benachbarten Räume.

«Schwimmst du jemals in dem Pool?» fragte sie, als wir kehrtmachten.

Ich schüttelte den Kopf.

«Warum nicht?»

«Er ist winzig. Man kann keine Bahnen schwimmen.»

«Wer will das schon?»

«Na, so ungefähr alle hier, glaube ich.»

«Ich nicht.»

«Du schwimmst nicht?»

«Ich betrachte Sport als eine Form von Züchtigung.» Sie lachte, und ihr Pullover glitt von einer Schulter und legte einen schwarzen Büstenhalterträger und einen fleischigen Oberarm frei.

Das war ein einstudierter Witz, etwas, das sie schon mal gesagt hatte.

«Aber körperliche Bewegung tut dir gut.»

Sie antwortete nicht.

Ihre Haut war mit dunkel pigmentierten Sommersprossen übersät. Ich folgte ihren Spuren am Hals entlang nach unten, über die Schlüsselbeine bis zu der Spalte zwischen ihren Brüsten. Vielleicht waren einige davon keine Sommersprossen, sondern wirkliche Pigmentflecke. Sie schob den heruntergerutschten Ärmel wieder hoch.

Als wir in Richtung Treppe zurückgingen, blieben wir beim Vortragssaal stehen.

«Könntest du das eine Sekunde halten?»

Ihre Handtasche.

Der Raum war still und leer, aber ich konnte noch immer den Widerhall des großen gemischten Treffens spüren.

«Wir sind spät dran», sagte ich. «Man wird uns suchen.»

Unter dem großen Plakat, das die Zwölf Schritte darlegte, stand ein Papierkorb. Sie hob ihn auf. Er war mit einer durchsichtigen Plastiktüte ausgekleidet. Sie hielt sich den Papierkorb mit einer Hand unters Kinn und rammte die andere in den Mund. Ihre Augen wurden weit, und ihr großes, männliches Kinn reckte sich vor. Es gab ein fast klickendes Geräusch, als ihre Finger den auslösenden Punkt fanden, als rasteten die Knochen in ihrem Hals ein, aber sie gab keine Kehllaute von sich.

Ich trat auf den Flur.

Ich hatte mir vorgestellt, sie machten es mit einem, höchstens zwei Fingern. Aber sie hatte einen breiten, elastischen Mund und konnte alle Finger hineinstopfen, sogar den fetten Daumen, und zwar bis zum zweiten Knöchel, fast eine ganze Faust.

Ich spähte den Flur auf und ab. Ich sagte: «Das war ziemlich dumm. Jemand hätte vorbeikommen können.»

«Ich konnte nicht anders», sagte sie. «Paul – Dr. Sampson sagte, ich könne ihn Paul nennen – gab mir irgendein Beruhigungsmittel.» Sie stellte den Papierkorb weg. «Ich hasse Tranquilizer.»

«Er sagt jeder, sie könne ihn Paul nennen, und im übrigen solltest du leiser reden.» Ich trat zurück in den Saal. Er roch nach saurer Milch und Kohlrüben; der Regen war verschwunden. Ich wollte hier raus.

«Hundert Milligramm irgendwas», sagte sie, «und ich fühle mich, als würde ich durch Gelee waten.» Sie griff mit ihrer sauberen Hand in ihre vordere Hosentasche und nahm ein kleines weißes Quadrat heraus. «Das war etwas, das ich in der High-School nie verstehen konnte: Jugendliche, die Beruhigungsmittel nehmen. Aufputschmittel erschienen mir immer sinnvoll, aber Downer? Ich *bin* ja schon down – du weißt, was ich meine, warum würde ich sonst Pillen nehmen?» Sie steckte eine Ecke des Plastikpäckchens in den Mund und riß an einer gestanzten Linie. In der Tüte befand sich das vertraute antiseptische Tüchlein.

Ich hatte in der High-School keinen gekannt, der Aufputschmittel oder Downer genommen hätte. Ich sagte: «Also planst du das richtig?»

Sie lachte und wischte sich dann die Faust und die Mundwinkel ab. Sie hatte große Zähne. «Du nicht?» Sie warf das schmutzige Tuch in den Papierkorb.

Ich war plötzlich verlegen, als sei ich bei einer Inkonsequenz ertappt worden. Ich fragte: «Wie kommt es, daß du deine ganze Hand benutzt?»

«Es funktioniert besser. Alles kommt hoch.» Sie nahm ihre Tasche; ich hatte sie die ganze Zeit gehalten. «Es ist nicht so, wie wenn du dich richtig übergibst, weil dir übel ist. Es fängt tiefer an und holt mehr raus. Früher mußte ich es zwei- oder dreimal machen, um alles rauszukriegen, je nachdem, was ich gegessen hatte. Ich meine, Spaghetti zum Beispiel kannst du einfach vergessen.» Sie fand in ihrer Tasche einen Tiegel mit Lippenglanz und drehte den Deckel auf.

«Und warum tust du's nicht, du weißt schon, auf der Toilette?»

Sie hielt mir den glänzenden Behälter hin.

Ich schüttelte den Kopf.

Sie stippte den Mittelfinger hinein und überzog ihre Lippen mit einer Fettschicht. «Ich hatte es satt, mein Gesicht da reinzustecken, wo andere Leute scheißen», sagte sie. «Das untergrub mein Selbstwertgefühl.»

Endlich. Jemand mit Sinn für Humor.

17

Am nächsten Tag verschlief Maeve die Meditation. Beim Frühstück sagte Amy, sie habe mehrmals versucht, Maeve zu wecken, sie zuerst leise angesprochen und dann schließlich ihre nackte Schulter gepackt und gerüttelt. Amy sagte, Maeve habe sie aufgefordert, sich zu verpissen.

Um halb elf eskortierte Gert Maeve zur Gruppentherapie. Maeve nahm den Stuhl neben meinem und lächelte, als freue sie sich, mich zu sehen. Sie faßte meinen Arm über dem Ellbogen und drückte ihn.

Die anderen Frauen starrten sie an. Sie war wirklich ein Anblick: die am wenigsten mitgenommen aussehende Bulimikerin der Etage. Keine geplatzten Kapillaren oder runden roten Flecke. Ihre Zähne waren makellos, quadratisch, gerade und schneeweiß, der Zahnschmelz intakt und nicht von Magensäure zerfressen. Der einzige Hinweis auf ihre Sucht waren ihre rissigen und spröden Lippen.

Amy wollte Maeve nicht ansehen. Mit gesenktem Kopf kreuzte sie die Arme und schlug die Beine so übereinander, daß das obere sich zweimal um das untere schlang.

Ich beobachtete, wie die Frauen Maeve musterten: die gleichen Lederhosen, diesmal mit einem gerippten senffarbenen Sweater, eine andere Handtasche. Sie legte sie unter ihren Stuhl. Wir alle hatten angenommen, es sei hier untersagt, Handtaschen zu tragen; niemand sonst tat es. Die Hosen gaben ein leises, saugendes Geräusch von sich, als Maeve sich neben mich setzte. Sie hatte einen dicken Hintern – sogar noch dicker als der von Janine; er bedeckte die Sitzfläche des Stuhls völlig.

Gert legte die Hände auf die Oberschenkel; wir konnten die Umrisse ihrer Schenkel unter den Falten ihres Kleides sehen. Ich begriff nicht, warum nicht alle Betreuerinnen in Seaview dünn waren. Das ärgerte mich. Gert bat Maeve, etwas über sich zu erzählen, das niemand wisse.

«Mal überlegen.» Maeve fuhr sich mit allen zehn Fingern durch die Haare. «Absolut niemand?» Sie führte die Faust an den Mund und kaute am Knöchel ihres eingezogenen Daumens. «Ich glaube nicht, daß es was gibt, das *keiner* weiß.»

Gert lächelte. «Dann etwas Privates.»

«Mal überlegen.» Sie dachte lange nach. Wir rutschten auf unseren Stühlen herum. Keine von uns konnte Stille gut ertragen. Gert wollte gerade etwas sagen, als Maeve sprach. «Okay. Ich weiß etwas. Das wissen nicht viele Leute. Wie gefällt euch das: Ich furze, wenn ich komme.»

Gert seufzte.

«Nicht jedesmal», sagte Maeve.

Wir übrigen lachten unterdrückt.

Ich fragte mich, ob Gert das übelnahm – feindseliger Widerstand, wie Dana es deutete – oder einfach daran gewöhnt war.

Gert lächelte Maeve wieder an. Ihre Ohren und ihr Hals waren errötet. Sie bemühte sich, den Zorn oder die Verlegenheit, was immer es war, aus ihrem Gesicht fernzuhalten. «Wir könnten eigentlich anfangen. Du wirst sowieso mehr über die Gruppe lernen, wenn du uns in Aktion erlebst. Und umgekehrt. Heute morgen möchte ich über unsere Jobs reden. Laßt uns hören, was jede von euch tut, um ihren Lebensunterhalt zu verdienen, ob es euch gefällt oder nicht, und was ihr statt dessen vielleicht lieber tun würdet.»

In diesem Augenblick öffnete sich die Tür des Gruppenraums. «Tut mir leid, daß ich zu spät komme.» Es war Louise.

Maeve hatte den Raum durchquert, ehe ich auch nur gemerkt hatte, daß sie aufgestanden war. «Louise!» rief sie. «Louise!» Sie redete und faßte sie an: zuerst Louises Haar, dann die Jeans in Übergröße, dann die dicken, glatten Handgelenke. Sie waren in der gleichen Rehabilitationsklinik in Florida gewesen. Zellengenossinnen, verkündete Maeve und klatschte mit Louises Händen. Louise trat einen halben Schritt zurück. Dann noch einen. Ich hatte nie gesehen, daß jemand sie berührte.

Gert spielte den Störenfried und hieß sie Platz nehmen. Maeve fand einen Stuhl für Louise und stellte ihn neben ihren eigenen, indem sie links jemanden wegdrängte. Ich war froh, daß das nicht ich war.

Gert nahm das Thema wieder auf und begann bei der plötzlich populären Louise.

Louise brauchte einen Augenblick, um zu Atem zu kommen – die Aufregung war ihr zu Herzen gegangen. Sie schnappte nach Luft und biß sich auf die Lippen. Sie lächelte Maeve an. «Ich hätte immer gern Science-fiction geschrieben, statt Korrektur zu lesen.»

Irre, dachte ich, ich kann es gar nicht erwarten, über den Planeten der krankhaft Fettsüchtigen zu lesen.

Wir fuhren im Uhrzeigersinn fort.

Penny sagte: «Ich muß wirklich was anderes finden als Aerobic. Etwas, das überhaupt nichts mit Fitneß zu tun hat. Das ist zwar gutes Geld» – sie sah niedergeschlagen aus, doch sie hatte ihre Rolle gelernt –, «aber es nährt meine Krankheit.»

Überall im Raum wurde genickt.

«Ich denke, ich werde in Pension gehen, wenn ich nach Hause komme», sagte Queen Victoria. «In den letzten neun Jahren war ich Ernährungsberaterin. Das ist das einzige, was ich kann. Ich habe aber Angst vor zuviel freier Zeit. Vor müßigen Händen», sagte sie ernst.

Weiteres Nicken.

Gwen war die nächste. Sie sagte, sie arbeite nicht. Sie volontiere in Museen und Krankenhäusern. Einmal in der Woche las sie einer älteren blinden Frau vor. Sie lernte Oboe. Es fiel uns schwer, ihren Worten zu folgen; ihre Sätze verklangen unvollendet.

«Bedeutet das, daß Sie finanziell unabhängig sind?» fragte Gert.

Gwen zog die Schultern bis an die Ohren hoch und nickte dann. Es war eine Entschuldigung.

Maeve schnaubte.

Die kleine Amy sprach von einem Werbespot für Autos, in

dem sie vor einigen Jahren die Hauptrolle gespielt hatte. «Zuerst bin ich auf dem Vordersitz. Dann auf dem Rücksitz. Dann sitze ich einfach im Reifen.»

Niemand konnte sich daran erinnern.

«Was war es denn für ein Auto?» fragte Penny.

«Ein Kombiwagen. Aber die Werbung war für die Reifen, nicht für das Auto.»

Man hörte Murren.

«Was hattest du an?» fragte Gert.

Amy räusperte sich und öffnete eine neue Dose Pastillen. «Bloß eine Windel.»

Gert sah verzweifelt aus. «Na, kein Wunder, daß wir dich nicht erkannt haben. Gibt es etwas aus jüngerer Zeit? Wo du mehr aussiehst wie heute?»

Amy schüttelte den Kopf. Erneut machte sich Murren bemerkbar. Es gab weitere Spekulationen über ihre Schauspielkarriere. Amy steckte sich die Finger in die Ohren und begann zu summen.

Gert sagte: «Amy, laß das.»

Sie hörte zu summen auf, ließ aber die Hände nicht fallen.

Gert sagte: «Machen wir weiter.»

Ich erzählte über meinen Job als Archivarin am Boston College, wo ich meinen ersten akademischen Grad in Geschichte erworben hatte und noch an meinem Magister arbeitete.

«Im Ernst?» Maeve packte meinen Arm. Ich schnupperte einen Hauch des gestrigen Duftes. «Ich bin Bibliothekarin.»

«Wo?»

«Quincy Junior College, Spezialsammlungen.»

Sie sah nicht wie eine Bibliothekarin aus. Sie bewegte sich zuviel. Die meisten Bibliothekarinnen, die ich kannte, waren in der Lage, sich ganz still zu verhalten.

Louise fragte: «Ein neuer Job?»

Maeve drehte sich auf ihrem Stuhl um, und ihre Lederhosen warfen Falten.

Louise sagte: «Vorher warst du nicht bei den Spezialsammlungen.»

«Nein, da hast du recht.» Maeve griff nach Louises Schenkel. Er schwabbelte. «Die Mikrofiches habe ich endgültig hinter mir.» Sie lehnte sich auf ihrem Stuhl zurück. «Mensch, ist es schön, wenn einen an einem Ort wie diesem jemand kennt.»

Gert sagte: «Hat irgendeine von euch das Gefühl, daß die Eßstörung in gewisser Weise ihre Karriere behindert hat? Hat sie euch von euren Herzenswünschen abgehalten?»

Gerade, wenn man sie vergaß, machte sie sich wieder bemerkbar.

Maeve rollte die Augen. Wir alle waren still bis auf Louise; sie konnten wir atmen hören.

Maeve fragte: «Und was ist mit Ihnen?»

Wir sahen Gert an.

«Was ist mit Ihrem Herzenswunsch?»

Gert erwiderte: «Ich würde lieber etwas von Ihrem hören.»

«Kann ich mir vorstellen.»

Wieder Schweigen.

«Das kann es ja wohl nicht sein», sagte Maeve, «oder? Hier mit uns zusammenzusein?»

Gert zögerte.

«Ich hoffe es jedenfalls nicht, um Ihretwillen», sagte Maeve.

«Wieso sagen Sie das?» Gert faltete die Hände im Schoß.

«Sie haben eine Eßstörung, es geht Ihnen besser, und Sie verbringen den Rest Ihres Lebens damit, mit anderen Leuten über Ihre Eßstörung zu reden. Ist es das? Ist das Ihr Leben?»

«Ganz so sehe ich das nicht.»

Maeve fragte: «Wie sehen Sie es denn dann? Das würde mich interessieren.»

Gert setzte zum Sprechen an und hielt dann inne. Es hatte ganz unschuldig begonnen. Wir stellten ihr dauernd Fragen über ihr Leben, und gewöhnlich gelang es ihr, ein perfektes Muster einer Heilung abzugeben. Sie sagte: «Diese Arbeit hält meinen Kopf aus dem Lokus heraus. Punkt.» Sie umfaßte ihre Knie mit den Händen und wiegte sich vor und zurück. «Das ist mein Herzenswunsch. Nicht jeden Tag meines verfl... Lebens auf dem Boden des verfl... Waschraums zu verbringen. Nicht die

Lage jeder öffentlichen Toilette in der Innenstadt von Boston auswendig zu kennen. Nicht zu wissen, welche schicken Restaurants und Theater Klofrauen haben. Keine blauen und schwarzen Flecken auf den Kniescheiben zu haben.»

Maeve sah entschieden gelangweilt aus.

«So, können wir jetzt?» fragte Gert. «Ich würde gern etwas über den Herzenswunsch von jemand anderem erfahren.»

Aber es war zu spät. Der Gedanke stand im Raum; alles, was wir uns je erhoffen konnten, war dies: Kliniken und fünfzigminütige Sitzungen und Gruppentherapie. Vortragssäle mit Metallklappstühlen. Ohne all die Seltsamkeiten, zu denen uns Nahrung trieb. Das war's. Wir konnten niemals haben, was wir wirklich wollten und was schlicht und einfach mehr war. Mehr, als wir hatten. Mehr als jemand anderes.

Ich sah Maeve an. Sie schaute auf eine Stelle an der Wand hinter Gert. Ich beugte mich zu ihr. «Ich mag dein Parfüm.»

Sie wandte sich mir zu und lächelte. Ihre Augen brauchten eine Weile, um sich zu fokussieren. *«Pluie»*, sagte sie. «Es ist französisch.»

18

Nach der Gruppentherapie gingen Maeve und ich in den Pausenraum. Wir hatten zwanzig Minuten bis zum Mittagessen. Er war leer, als wir ankamen, und Maeve stellte sofort den Fernseher an. Der Pausenraum war identisch mit dem Gruppenraum, nur lag er am anderen Ende der Abteilung. Es gab Sofas und eine Tischtennisplatte anstelle von Klappstühlen und Matten. Maeve öffnete ihre Handtasche und nahm ein Päckchen Zigaretten heraus. «Rauchst du?» fragte sie.

«Das ist verboten», sagte ich.

«Ich habe nicht gefragt, ob es verboten ist», erwiderte Maeve. «Ich habe gefragt, ob du eine willst.»

«Eigentlich sind es die Streichhölzer, die verboten sind, nicht die Zigaretten selbst.»

«Rauchst du?» fragte sie wieder.

Ich räusperte mich. «Klar, warum nicht.» Ich hatte noch nie geraucht.

Sie reichte mir die Zigaretten, die noch in ihrer Zellophanhülle waren.

«Macht's dir was aus?» fragte sie, hob, während ich an der Packung herumfummelte, die Tasche ans Kinn und kotzte hinein. Es kam nicht viel. Sie wiederholte das Ritual vom Vortag mit dem Reinigungstüchlein, das sie in der Hosentasche hatte und benutzt in die Handtasche steckte, die sie dann zuschnappen ließ. Es roch nach verfaultem Obst.

«Gott, ich hasse Corn-flakes», sagte sie. «Man sollte meinen, sie servierten etwas mit ein bißchen mehr Aroma. Bist du in Ordnung?»

Ich mußte etwas blaß geworden sein. «Deine Tasche», sagte ich mit zusammengebissenen Zähnen und versuchte, die Luft anzuhalten.

Sie grinste. «Wo die herkommt, gibt es noch mehr davon. Ich habe eine ganze Kollektion. Was ist nun mit dem Rauchen?» Sie legte die verschmutzte Tasche auf den Fernseher und nahm mir die Zigarettenschachtel aus den Händen. Ich dachte: Sie will vor mir angeben. Sie nahm zwei Zigaretten heraus und reichte mir eine.

Ich hielt sie zwischen den Lippen, wie ich das wohl sollte, nach unten und leicht zu einer Seite geneigt. Sie zündete ihre zuerst an. Ich wette, sie rauchte, um den Geruch nach Erbrochenem zu überdecken. Beinahe funktionierte das auch. Die Flamme des Streichholzes hatte ihre Fingerspitzen erreicht, als ich merkte, daß sie es mir hinhielt.Bis ich mich vorgebeugt hatte, war die Flamme schon verlöscht.

«Scheiße», sagte sie. «Lernst du in deinem Alter gerade erst, wie man's macht?» Sie nahm meine Zigarette, steckte sie in den Mund und berührte sie mit dem Ende ihrer eigenen. Die roten Spitzen glühten auf. Sie reichte mir meine zurück und zog dann an ihrer. Sie zeigte auf den großen grünen Tisch. «Pingpong?»

«Ich spiele nicht.»

«Angsthase.» Sie warf den Kopf zurück und blies den Rauch aus.

«Es ist ein dummes Spiel.»

«Wenn nicht Pingpong, was dann?»

«Eh?»

«Willst du nicht einen Zug nehmen?»

Ich schaute auf meine Zigarette herunter. An einem Ende war ein roter Lippenstiftfleck, am anderen bereits zuviel Asche. Ich fragte mich, ob sie nach Corn-flakes schmecken würde. Maeve hielt ihre Handfläche auf, zum Aschenbecher gewölbt. Ich schnippte die Asche hinein.

Sie sagte: «Womit kann man sich hier amüsieren?»

Ich führte die Zigarette an die Lippen und schnüffelte verstohlen, ehe ich daran zog. Da war nichts. Ich steckte sie in den Mund und inhalierte. Es fühlte sich an wie dicker Dampf, nur kratzig. Ich blies den Rauch aus. «Hier kann man sich nicht amüsieren», sagte ich.

«Das kann ich mir kaum vorstellen.»

«Es stimmt aber. Frag irgendwen. Frag deine beste Freundin, Louise.»

Sie nahm einen sehr tiefen Zug aus ihrer Zigarette und drückte sie dann an der Sohle ihres hochhackigen Schuhs aus. Sie legte die Kippe in die Handfläche, die als Aschenbecher diente. «Wer sagt, daß Louise meine beste Freundin ist?»

Ich zog erneut an der Zigarette. Sie machte mich nervös.

Sie fragte: «Ist das dein erster Aufenthalt in einer Reha-Klinik?»

Ich nickte.

«Dachte ich mir.»

«Und du?»

«Nummer fünf.»

«Im Ernst?»

«Ich war schon so ziemlich überall.»

Das konnte ich mir nicht vorstellen. «Warum hast du ... ich meine, es kann nicht sein, daß die dir noch irgend etwas Neues zu sagen haben, oder?»

«Noch einen Zug.» Sie wies auf meine Zigarette. Ich inhalierte tiefer, und der Rauch geriet mir in die Kehle. Ich begann zu husten. Ich hustete eine Weile. Sie nahm mir die Zigarette ab und klopfte mir auf den Rücken.

Als ich wieder sprechen konnte, fragte ich: «Waren die anderen Reha-Kliniken wie diese?»

«Mehr oder weniger.» Sie rauchte den Rest meiner Zigarette.

«Wieso bist du hier?»

«Das Essen.»

Ich lachte laut auf und begann wieder zu husten. Diesmal klopfte sie mir nicht auf den Rücken, obwohl ich mich krümmte.

Sie wartete, bis ich zu husten aufhörte, und sagte dann: «Und wieso bist du hier?»

«Ich hatte keine Wahl. Sie haben mich im Krankenwagen eingeliefert.»

Sie drückte meine Zigarette auf die gleiche Weise aus wie ihre, beugte sich dann vor und sah mich aus nächster Nähe fragend an.

Ich fuhr fort: «Ich hatte einen Herzanfall. Zuerst war ich in der Medizinischen, und dann haben sie mich verlegt.»

«Wieviel hast du gewogen?»

«Unter vierzig.»

Sie pfiff, trat einen Schritt zurück und musterte meinen Körper von oben bis unten. «Wie groß bist du?»

Zusammen stellten wir ein paar Berechnungen an. Es waren dieselben Berechnungen, die ich an meinem ersten Morgen in der Psychiatrischen und seither, mit einigen Variationen, jeden Tag angestellt hatte. Ich sagte ihr meine Größe, hundertneunundsiebzig Komma fünf, mein gegenwärtiges Gewicht und daß die Versicherungstabellen und *Vogue* zwischen einem halben bis dreiviertel Kilo für jeden Zentimeter über einszweiundfünfzig erlauben. Ich sagte ihr, daß die einsachtundsechzig große Gwen, obwohl sie in realen Kilos weniger wog – ich schätzte sie auf achtunddreißig oder neununddreißig, mit siebenunddreißigeinhalb als absolutem Minimum –, eigentlich mindestens zweieinviertel Kilo mehr wog als ich.

Maeve sagte: «Man kann also nie zu reich oder zu dünn sein, was?»

«So ungefähr.» Ich beobachtete ihr Gesicht. Ich konnte nicht erkennen, was sie dachte. Sie lag vielleicht sieben Kilo über dem obersten Wert der Versicherungstabelle für ihre Größe.

«Noch eine Zigarette?» fragte sie.

Ich schüttelte den Kopf.

Sie zog eine aus der Packung.

Louise und Gwen kamen herein. Zu dritt sahen wir zu, wie Maeve ihre dritte Zigarette rauchte. Louise war mit Pingpong einverstanden. Gwen und ich saßen auf Stühlen neben dem Tisch und riefen die Punkte aus.

19

Beim Frühstück saßen Maeve und Louise an unserem Tisch. Louise, Gwen und ich aßen meistens zusammen. Nicht aus großer Liebe: Louise und ich teilten weiterhin das Essen, wann immer wir konnten.

Louise saß auf ihrem üblichen Platz, einer Art Doppelsessel aus blauem Samt, der breit genug für zwei war, und Maeve saß neben ihr auf Gwens Stuhl, einem Nußbaumstuhl mit geradem Rücken und Brokatkissen. Ich bekam am Bedienungsfenster meine Schale mit Corn-flakes und trug sie an den Tisch. Keine der beiden blickte auf. Gwen kam nach mir, die Schale mit den Flocken in den bleichen Händen; sie gab acht, daß die Milch nicht über den Rand der Schale schwappte. Sie nahm den letzten Stuhl, einen Küchenstuhl aus Chrom und Plastik, und sagte tonlos guten Morgen.

«Schöne Meditation», sagte ich laut, um Maeves Aufmerksamkeit zu gewinnen.

«Mm.»

«Gert hat das wunderbar gemacht, das Betrachten.»

«Betrachten?» hauchte Gwen.

Ich beugte mich vor. Der Unterschied zwischen Gwens ausgesprochenen und nur mit den Lippen geformten Worten war so gering, daß ich nie sicher war, ob sie tatsächlich etwas gesagt hatte. Ich sagte: «Das Betrachten von Mary Beth' Abwesenheit.»

«Mm.»

Die beiden anderen ließen sich nicht von ihrer privaten Unterhaltung ablenken. Maeve saß verdreht auf ihrem Stuhl, Louise zugewandt, alle vier langen Gliedmaßen gekreuzt, den Ellbogen auf der samtenen Armlehne von Louises Sessel. Ich konnte ihre Freundschaft nicht verstehen.

Ich sagte zu Gwen: «Die Begrüßung der Sonne gefällt mir besonders.»

«Welche ist denn das?» Sie benutzte ihr ganzes Gesicht, um zu fragen, als gebe es eine Grenze für die Anzahl der Wörter, die sie täglich sprechen konnte.

«Die, die damit anfängt, daß man die Hände faltet wie bei einem Gebet.»

«Mm.»

Ich hörte Louise etwas über Astronomie sagen. Ihre Intimität mit Maeve war aufreizend. Ich zerdrückte meine blauen Cornflakes an den Seiten und am Boden meiner Schale. Gwen saß still, die Hände im Schoß. Ich hatte sie noch nie essen sehen. Ich wußte, daß sie es tat; ihr Teller war nach jeder Mahlzeit leer. Aber ohne irgendeine sichtbare Anstrengung ihrerseits, als denke sie, der Anschein von Appetit sei schlimmer als dessen tatsächliches Vorhandensein. Ich wettete insgeheim, sie in flagranti erwischen zu können. Ich sagte: «Hast du jemals blaue Corn-flakes probiert?»

Sie schüttelte den Kopf.

«Willst du kosten?» Ich hielt ihr die Schale hin. Obwohl ich sie nicht aß, bestand ich auf blauen statt auf gelben Corn-flakes.

«Nein, danke.» Sie sah verlegen aus.

So leicht würde es doch nicht sein. Ich fragte: «Kriegst du diese Woche Besuch?»

Sie nickte.

«Eltern?»

«Mein Verlobter.»

«Ich wußte nicht, daß du einen Verlobten hast.»

Maeve wandte den Kopf. «Wer hat einen Verlobten?»

Ich zeigte auf Gwen, die in ihrem Schoß eine Papierserviette entfaltete.

Maeve schlug die Beine neu übereinander und drehte sich zu uns. «Ich wußte nicht, daß man sich heutzutage noch verlobt.» Sie wippte mit dem oberen Bein auf dem unteren. Sie trug einen kaffeebraunen Minirock aus Wildleder, eine rote Seidenbluse und schwarze Strümpfe. So eine Frau würde ich nie sein.

«Wann tut ihr es?» fragte Maeve.

«Du hast nie einen Verlobten erwähnt», sagte Louise.

«Wir haben das Datum noch nicht festgelegt.»

«Zeig mal den Stein.»

Gwen griff in die vordere Tasche ihrer Jeans und zog den Ring heraus. Sie schob ihn sich auf den Finger. Maeve streckte die Hand über den Tisch und faßte Gwens Hand. Diese stand halb von ihrem Stuhl auf, als Maeve sie an Fingern und Handgelenk zog. Ich konnte das fleischfarbene Pflaster sehen, das den Ring an Ort und Stelle halten sollte.

Maeve sagte: «Wie lange bist du schon verlobt?»

Gwen zog ihre Hand zurück und setzte sich wieder hin. Sie zählte die Jahre an den Fingern ab, indem sie sie zurückbog und die Knöchel in jeder Handfläche hervortreten ließ. Der Ring drehte sich an ihrem Finger, bis der Diamant nach unten zeigte. Endlich hielt sie beide Hände hoch, die Finger gespreizt.

«Zehn Jahre?»

Gwen nickte.

Maeve fragte: «Warum die Kuh kaufen, wenn man die Milch umsonst bekommt?»

Gwen errötete. «Nein. Das ist es nicht. Es ist bloß . . . Hank.»

«Hank?» fragte Maeve. «Heißt er so?»

Gwen nickte. «Hank. Ist nicht. Sicher.»

«Nicht sicher?» Maeve sah Louise und mich an. «Zehn Jahre, und er ist nicht sicher. Was in aller Welt kann denn da unsicher sein?»

«Hank möchte Kinder.»

«Und du nicht?»

Gwen tat den Gedanken mit einer Handbewegung ab. «Ich liebe Kinder. Und ich möchte gern welche haben.» Sie nahm den Ring ab und steckte ihn wieder in die Tasche. «Es ist bloß.»

«Es ist bloß was?»

«Ich habe keine, wißt ihr, Ovulation. Seit sieben Jahren.»

Maeve stieß einen Pfiff aus.

«Hank sagt, es macht ihm nichts aus. Zu warten. Er möchte sicher sein, daß es mir bessergeht. Vorher.»

«Hört sich an wie ein echter Prinz», sagte Maeve.

«Er ist sehr geduldig, Hank.»

Ich merkte, daß Gwen das ernst meinte.

Louise sagte: «Das alles hast du nie erwähnt.»

«Du hast nie gefragt.» Gwen tastete an ihrem Hinterkopf nach der Festigkeit ihres Zopfes, der völlig intakt war. Als sie die Hand herunternahm, lösten sich einige Strähnen.

Maeve fragte: «Macht ihr es noch?»

Gwen räusperte sich und nahm ihren Löffel. Sie rührte in ihrer Schale mit gelben Corn-flakes.

«Hätte ich nicht gedacht», sagte Maeve. «Seht, das ist die Sache bei langfristigen Beziehungen: kein Sex. Ich kenne keinen, der es geschafft hat, nach mehr als drei Jahren noch zu ficken. Ihr vielleicht?»

Gwen führte ein feuchtes Häufchen Corn-flakes an die Lippen und schob den Löffel in den Mund. Ich betrachtete ihr zartes Kinn. Sie kaute nicht. Strähnen ihres glatten hellen Haars hingen ihr ins Gesicht.

«Ich persönlich», sagte Maeve, «habe es nie über sechs Monate hinaus gebracht, ohne daß der Sex baden ging.»

Ich sah mich am Tisch um. Maeve hatte vermutlich mehr Sex gehabt als wir drei anderen zusammen.

«Was war der beste Sex, den ihr je hattet?» fragte sie. «Kommt schon. Jede soll es sagen.»

Gwen schluckte die Corn-flakes, und die Muskeln in ihrem langen Hals zogen sich nacheinander zusammen wie Dominosteine. Louise tat so, als sei sie mit ihrer Schale kaltem Haferbrei beschäftigt; sie war beinahe leer. Sie kratzte die Ränder ab. Ich dachte an meine einzige sexuelle Begegnung mit Ronald. Wie kriegte ich es hin, daß sie sich raffinierter anhörte, als sie gewesen war?

«Okay, ihr Angsthasen», sagte Maeve. «Ich mache den Anfang. Der Beste überhaupt war dieser Dichter, der eine Midlifecrisis hatte. Sein Schwanz war immer steif. Ich meine, natürlich nicht immer, aber fast immer.» Sie lachte. Niemand sonst lachte.

«Seine Frau wollte nicht mehr mit ihm schlafen, und er war sich plötzlich seiner eigenen Sterblichkeit bewußt geworden. Wir machten es im Garderobenraum eines Cafés, wo er ein paar von seinen Gedichten vortrug. Während der Pause. Wir versteckten uns hinter den Mänteln.»

Die Cafeteria wurde sehr still. Ich konnte spüren, daß die anderen zuhörten.

Maeve sagte: «Okay, wer ist als nächste dran? Alice? Also los.»

Ich wollte nicht, daß alle mithörten. Ich sprach leise. «Nichts Ungewöhnliches», sagte ich.

«Was?» sagte Maeve. «Sprich lauter, um Gottes willen. Ich kann dich nicht hören.»

«Nur das Übliche. Ich habe nur das Übliche gemacht.» Ich sagte nicht: *ein einziges Mal.*

Maeve gab ein Geräusch von sich wie ein Türsummer. «Die nächste. Gwen?»

Gwen konzentrierte sich auf ihre Frühstücksschale und hob nicht den Kopf.

«Jetzt liegt alles an dir, Louise.» Maeve boxte gegen ihren Arm. «Laß uns nicht hängen.»

Ich dachte: Das wird ein schnelles Spiel. Beim bloßen Gedanken an Louise in diesem Zusammenhang wurde mir übel. Aber Louise fing an zu kichern und sagte: «Boston Edison.»

Maeve sagte: «Wovon reden wir hier? Kundendienst?»

Louise nickte.

«Drück dich genauer aus.»

Ich erinnerte mich, daß sie sich von früher kannten. Vielleicht hatte Louise dieses Spiel schon gespielt. Sie sagte: «Die Burschen, die die Zähler ablesen.» In einem Mundwinkel hatte sie Schaum.

Unwillkürlich machte ich hinten in der Kehle ein Geräusch. Ich schwöre, das hatte ich nicht gewollt. Gwen blickte auf.

Louise starrte mich an. «Manche Männer mögen Fett, weißt du. Ich weiß nicht warum, aber es stimmt. Manche Männer würden mich dir vorziehen.»

Ich schloß die Augen.

«Also, was war los?» Maeve klang aufgeregt. «Du hast ihnen halbnackt die Tür aufgemacht?»

«Mehr oder weniger.»

Maeve sagte: «Um dieses Mehr-oder-Weniger geht es uns, Louise. Ich sagte, genauer. Du kennst die Regeln.»

Ich schlug die Augen auf. Louise schaute verstohlen über die Schulter. Sie flüsterte: «Sagen wir einfach, Boston Edison legt großen Wert auf die Befriedigung der Kundschaft.»

«LOUISE!» schrie Maeve. Sie schlug mit der Faust auf den Tisch. Unsere Teller tanzten. «Du spielst nicht fair.»

Ich sah mich um. Der ganze Raum hörte jetzt zu. Gert kam herüber.

«Guten Morgen, Ladies», sagte sie. «Schmeckt es euch allen?»

Niemand sprach.

Sie ging einen Schritt auf Maeve zu. «Gewöhnen Sie sich allmählich an uns?»

Jede wußte, daß die beiden nicht miteinander konnten. Maeve starrte auf ihre Faust auf dem Tisch.

Ich lächelte Gert an. «Wir haben gerade die Vorzüge von So-tun-als-Ob und von Wahre-Gefühle-Zulassen erörtert. Ich bin nie sicher, wann ich was tun soll.»

Gert umkreiste uns, die Hände auf dem Rücken. Ihr Kleid war mit purpurnen und gelben Rosen bedruckt, jede so groß wie eine gespreizte Hand. Ein Tapetenkleid. «Mehr oder weniger beides.» Sie schaute rasch von einem Gesicht zum anderen und versuchte festzustellen, ob sich eine das Lachen verbiß. «Man soll immer zuerst seine wahren Gefühle zulassen. Und so tun als ob, um den Tag zu überstehen.»

Gwen, Louise und ich nickten.

Gert legte eine Hand auf meine Schulter. «Schön zu sehen, daß Sie an Ihre eigene Genesung denken.»

Sie wußte, daß ich log. Ich sagte: «Ich nehme an, irgendwann mußte das mal einsickern.»

«Ja, mußte es.» Gerts Hand glitt ein Stück weit meinen Rükken hinunter und streifte die oberen Wirbel, die wie die Sprossen einer Treppe herausstanden, so hatte man mir gesagt. Sie zog rasch ihre Hand weg.

Ich wandte mich um. «Osmose.»

«So ähnlich funktioniert es», bestätigte sie. Sie rieb die Hände aneinander und versteckte sie dann in den Taschen ihres Tapetenkleides. Sie ging erneut um den Tisch herum. Sie betrachtete Maeve. «Ich sehe euch alle dann später.»

Wir atmeten auf. Ich gestattete mir ein echtes Lächeln.

«Gut gemacht», lobte mich Gwen tonlos. Louise nickte.

Maeve lockerte ihre Faust und bog die Finger. «Was ist mit öffentlichen Orten?» fragte sie.

«Was?»

Sie wandte sich mir zu. Ihre Augen glänzten schwarz, die wolkiggrüne Iris wich sich ausdehnenden Pupillen. «Was ist der öffentlichste Ort, an dem ihr jemals Sex hattet?»

Ich fühlte mich komisch. Sie wollte nicht aufhören.

Gwen stand auf und trug ihre Schale und ihren Löffel zum Bedienungsfenster. Ihre Schale war leer, und ich hatte sie kein einziges Mal schlucken sehen.

«Kommt schon», sagte Maeve.

Ich schüttelte den Kopf.

Gwen setzte sich wieder hin. Ihr Haar löste sich immer weiter.

«Louise?» fragte Maeve.

«Nichts Öffentliches», sagte Louise.

Maeve sagte: «In einer 727 auf dem Weg nach Alaska. Mit dem Piloten.»

«Im Cockpit?» fragte ich.

«Nein, in der ersten Klasse. Die war praktisch leer.»

«Und wer war –»

«Der Kopilot flog die Maschine», sagte sie.

Mir schwante, daß sie log. Ich sagte: «Und die Stewardeß? Wo war die die ganze Zeit?»

«Die Stewardeß sah zu», sagte Maeve. «Okay, probieren wir etwas Einfacheres. Jede kann mitspielen. Das erste Mal, daß ihr euch verliebt habt.»

Dieses Spiel gefiel mir nicht. «Was hast du in Alaska gemacht?»

«Ich meine richtig, wahnsinnig verliebt», sagte Maeve.

«Hank», erwiderte Gwen.

«Natürlich», sagte Maeve. «Der schöne Hank. Wie hast du dich verliebt?»

Gwen blinzelte und zog an ihrem widerspenstigen Haar. Die gelösten Strähnen umrahmten ihren Kopf wie die Mähne eines ältlichen Löwen.

«Warum hast du dich in ihn verliebt?» fragte Maeve.

«Oh, die Oboe», sagte Gwen.

«Die Oboe?»

«Er spielt bei den Boston Pops. Erste Oboe.» Sie hob stolz einen Finger hoch.

«Spielt er gut?»

«Sehr», lächelte Gwen. «Aber es ist mehr als das. Es ist, wie er die Oboe behandelt.»

«Wie er die Oboe behandelt?» fragte Maeve.

Gwen nickte.

Für Maeve war sie etwas zu langsam. «Und wie behandelt er die gottverdammte Oboe?» zischte Maeve.

«Wie einen geweihten Gegenstand», sagte Gwen.

Ich hatte sie nie soviel auf einmal reden hören.

«Und das zog dich an?» fragte Maeve.

Gwen nickte. «Mutter sagte immer, Vater hätte sie wie einen geweihten Gegenstand behandelt. So wußte ich es.»

«Wußtest du was?»

«Daß Hank der Richtige war.»

Maeve wandte sich an Louise. «Ich hätte nicht gedacht, daß es Leute gibt, die noch so reden.»

Louises Gesichtsausdruck besagte: Für mich ist das auch neu.

Maeve kratzte sich hinter dem Ohr. «Du bist dran», sagte sie zu mir.

Ich zuckte mit den Schultern. «Ich war nie verliebt.»

«Lügnerin», sagte sie mit einem Lachen.

«Was soll das heißen?»

Sie lachte wieder.

Wirklich, ich haßte dieses Spiel.

«Ich vermute, ich bin dran», sagte Maeve.

In diesem Moment wurde mir klar, daß sie die ganze Zeit auf die Chance gewartet hatte, von sich zu erzählen. Unsere Geschichten waren bedeutungslos gewesen.

Maeve sagte: «Ich war einmal in einen fünfzehnjährigen französischen Jungen verliebt, der Valentin hieß. Ich war einundzwanzig und arbeitete in Paris als Au-pair-Mädchen für seine kleine Schwester.»

Ich hatte über Menschen wie Maeve gelesen. Es trieb sie dazu, uns intime Dinge zu zeigen. Wie diese Männer in den Regenmänteln, nur tat sie es mit Worten. Unsere ganze Unterhaltung war die Vorbereitung auf das hier gewesen.

Sie fuhr fort: «Er brachte mir Französisch bei, während ich die dämliche kleine Marie-Elix zur Schule brachte und wieder abholte. Wenn sie endlich einschlief, nachdem sie mich den ganzen Tag lang terrorisiert hatte, haben er und ich uns gegenseitig laut vorgelesen.»

«Das ist hübsch», sagte Gwen. «Marie-Elix.»

«Ach, an diesem Kind war überhaupt nichts Hübsches dran», sagte Maeve. «Ich kann euch sagen, die war schon mit sieben eine Domina.»

Gwen verbarg ein Lächeln. Louise kicherte wieder.

Ich konnte mir die beiden vorstellen, Maeve und Marie-Elix. Das Haar des kleinen Mädchens war vermutlich niemals ordentlich. Sie hatte weit auseinanderstehende Augen und einen Ausdruck, über den ihre Eltern sich Sorgen machen würden, wenn sie älter war. Maeve war damals dünner.

Sie sagte: «Ich saß da, das Buch im Schoß, den Rücken gegen sein Bettgestell gelehnt, und Valentin lag ausgestreckt und las über meine Schulter mit.» Ich sah ihre langen, in Latzhosen steckenden Beine – er hatte seine Eltern um genau die gleichen Jeans gebeten –, das dicke Haar lang bis auf die Schultern, halb auf den zerknitterten weißen Laken, halb daneben.

«Er korrigierte meine Aussprache, während ich die sexy Stellen aus Madame Bovary vorlas, bloß, daß es in dem ganzen verdammten Buch keine sexy Stellen gibt. Nur lange Beschreibungen des Gartens und wie sie ihren Kopf zurücklehnt, um jeden Tropfen Sherry aus dem Glas zu trinken, und die Titten aller Frauen wogen die ganze Zeit.»

«Ich liebe diese Szene in dem Gasthof», sagte Louise, «wo sie ihren ersten Liebhaber trifft, Monsieur Léon, glaube ich.»

Maeve sah Louise stirnrunzelnd an.

Louise zuckte mit den Achseln. «Es ist eines meiner Lieblingsbücher.»

«Und was passierte dann?» Ich wollte auch den Rest hören.

Maeve sagte: «Er war einfach verdammt köstlich: gerade in der Pubertät, aber noch nicht ganz damit fertig.»

Ich stellte mir Maeves roten amerikanischen Mund vor, der versuchte, den französischen *u*-Laut zu bilden; der Junge beugte sich von hinten über sie, seine Schulter drückte gegen ihre, die Knochen stießen gegeneinander. Er zeigte auf das Wort, nicht *uu,* er wiederholte den Laut, *üü,* wie in *tu es mignonne.* Maeve war bestimmt nicht in der Lage gewesen, den Unterschied zu hören.

Sie sagte: «Er war Junge und Mädchen gleichzeitig. Augen noch ganz ohne jede Traurigkeit. Ich kletterte auf ihn. Er war überall ganz warm, als sei er gerade aus dem Ofen gekommen. Er kam zweimal, bevor er überhaupt in mir war.»

Sie mußte mehr gewogen haben als er, selbst so relativ dünn, wie sie damals war. Und was dachte er, der Fünfzehnjährige, dessen Mutter und Großmutter und zwei Tanten, eine war geschieden und wohnte gleich nebenan, stockdürr waren? Dachte er: *Das ist zuviel* oder *Gerade genug* oder *Ich will mehr*? Sie war mit Sicherheit ein Brocken. Für jeden.

«Danach machten wir es praktisch jede Nacht, während seine Eltern im Nebenzimmer waren.»

Vielleicht hatte sie vorher gelogen. Über diesen Dichter in mittleren Jahren. Über den Piloten. Aber diese Geschichte, da war ich sicher, dieser Junge und seine Schwester, das war alles wahr. Das Grün kehrte in ihre Augen zurück. Ihre Pupillen zogen sich wieder zusammen.

20

In der Kunsttherapie weigerte sich Maeve, irgend etwas zu machen. Cass bot an, ihren Umriß zu zeichnen, aber Maeve sagte, sie wolle lieber zusehen und nachdenken. Ein paar Tage lang ließ Cass Maeve ihre Zeichnung planen. «Bis Freitag möchte ich wenigstens einen Versuch haben», sagte Cass. Sie behandelte uns, als ginge es um wirkliche Kunst und als seien wir Künstlerinnen. Sie sagte, sie glaube an unsere Kreativität.

Gwen arbeitete fast ausschließlich an den Haaren. Sie benutzte dünne Schnipsel Buntpapier und Federn. Zuerst sammelte sie alle orangefarbenen und gelben Federn, was keine naturgetreue Abbildung ergab; ihr Haar hatte diese ungewöhnliche, leuchtend weißblonde Farbe an der Grenze zum Albinismus. Außerdem stellte sie es auf der Zeichnung lang und locker dar statt geflochten, wie sie es tatsächlich trug. Auf der Körperzeichnung hatten ihre Haare Struktur und Glanzlichter – das Buntpapier wies verschiedene Farben auf und schien durch die kanariengelben Federn durch –, während es in Wirklichkeit so schütter und dünn war, daß es manchmal wie aufgemalt wirkte. Einmal, am Pool, hatte ich es für eine Badekappe gehalten, völlig glatt und ohne Muster um ihren Schädel gespannt.

Gwen trug Schicht um Schicht Federn über Buntpapier über Federn über Buntpapier auf, bis der Kopf dicker war als der Körper, und dann arbeitete sie an den Schuhen: Lackschuhe aus Isolierband. Die Zeichnung war verzerrt. Ein großköpfiges, großfüßiges Kind. Sie wirkte ziemlich zufrieden damit.

Louise saß nicht auf dem Boden, um an ihrer Zeichnung zu arbeiten. Sie brauchte die harte Stütze eines Stuhls, um bequem zu sitzen, obwohl sie, wenn sie einmal saß, die Zeichnung nicht mehr erreichen konnte. Cass schlug ihr vor, sie an die Wand zu hängen und im Stehen zu arbeiten. Auf diese Weise malte Louise die Hälfte ihrer Körperzeichnung aus. Sie benutzte einen schwarzen Malstift und schraffierte rasch. Nach der Hälfte der Kunsttherapie war die Körperskizze von den Schuhen bis zum Bauch jettschwarz.

Maeve stand mit Louise prüfend vor dem zur Hälfte schwarzen, lebensgroßen Rhombus, als Cass dazukam.

Sie sah bestürzt aus. «Louise, Liebes», sagte sie, «die innere Landschaft ist ein bißchen öde, ein bißchen eindimensional.»

Louise trat einen Schritt von der Zeichnung zurück.

«Verstehen Sie, was ich mit ‹innerer Landschaft› meine?» fragte Cass.

Meine eigene Zeichnung stand noch am Anfang, doch der Umriß sah mir bereits ähnlich. Ich fuhr mit dem Finger über den Strich, der dadurch verwischt wurde. Die Silhouette bildete eine Art Dreieck, oben schmaler als unten, wo meine Beine wie die eines Hampelmannes gespreizt gewesen waren. Ich setzte mich daneben auf den Boden und versuchte, ein für allemal zu entscheiden, ob ich nun ektomorph oder mesomorph war, hager oder athletisch.

Cass bemerkte meine Untätigkeit. Sie kam zu mir und stellte sich schweigend neben meine leere Zeichnung, das Kinn in der Hand. Mit den Fingerspitzen strich sie sich über die Lippen. Ich nahm einen Blaustift und begann, am Rand meines Umrisses entlangzufahren. Aus keinem anderen Grund als dem, daß sie fragen könnte, beschloß ich, daß meine innere Landschaft aus Wolken bestehen würde.

21

Maeve stand in der Tür und fragte: «Wie hast du das geschafft?»

«Was geschafft?»

«Das Einzelzimmer.»

«Ach, das.»

Sie lächelte und strich sich das Haar aus dem Gesicht. Ich hatte gerade Wäsche gewaschen und sortierte Socken.

«Ich meine, mit wem hast du schlafen müssen?»

«Meine Mutter hat das Zimmer besorgt.»

Sie wartete, als wisse sie, daß da noch mehr war.

«Außerdem habe ich nach dem Fitneßtraining die Kleider von ein paar Mädchen gestohlen, und zufällig denken sie, ich wäre abartig.»

Das schien ihr zu gefallen. Sie kam herein und schloß die Tür.

Mein neues Zimmer war genau wie das vorige, nur um ein Drittel schmaler. Langgestreckt, mit einem hohen, quadratischen Fenster, das sich weder nach innen noch nach außen öffnen ließ. Es warf einen diffusen Lichtfleck auf den Spiegel, der an meiner Tür hing. Maeve betrachtete ihr Spiegelbild und richtete ihr Haar. Das Licht erschwerte es ihr, sich ganz zu sehen. Sie trat einen Schritt vom Spiegel zurück und schirmte ihre Augen ab. Ich hörte auf, Socken zu sortieren, und wartete.

Maeve sagte: «Wie ist sie, deine Mutter?»

«Das ist schwer zu sagen.»

«Wenn du es mit einem Wort ausdrücken müßtest ...»

Ich dachte einen Augenblick nach. «Unerbittlich.»

«Starkes Wort», sagte sie.

«Nicht zu stark für Syd.»

«Syd? Das hört sich nach einem kleinen alten Mann an, als würde sie gebückt gehen.»

«Nein, tut sie nicht. Sie ist ziemlich schön.»

«Wann kommt sie das nächste Mal zu Besuch?»

«Sie lassen sie nicht.»

Das Licht im Spiegel war so grell, daß Maeve keine Mitte zu haben schien. Sie stützte die Hände in die Hüften und schwenkte sie hin und her. «Was macht sie?»

«Lange hat sie nichts gemacht. Jetzt ist sie Hochzeitsberaterin.»

«Was?»

Ich stand vom Bett auf und ging zu meiner Kommode. Ich mußte irgendwo ein Bild haben. «Sie hilft dir, die Kleider für deine Brautjungfern, das Menü, die Musiker auszusuchen. All das.»

«Sie muß Hochzeiten mögen.»

«Das ist noch untertrieben. Mindestens zwei Tage in der Woche verbringt sie in Brautboutiquen, bloß, um sich Anregungen zu holen.» Ich fand das Bild: wir vier am Old Silver Beach, ein oder zwei Jahre vor der Scheidung.

Maeve sagte: «Was für Anregungen?»

«Ach, weißt du, etwa für eine Hochzeit im traditionell südstaatlichen oder französisch-ländlichen Stil. Ihre Lieblingshochzeit ist eine Schneeballhochzeit, bei der alle Frauen Weiß tragen. Die finden gewöhnlich im Dezember statt. Damit waren wir gerade beschäftigt, als ich den Herzanfall hatte.»

Ich zeigte ihr das Bild. Sie beugte sich darüber, noch immer vor dem Spiegel stehend. Die Sonne ging unter. Ich hätte das Licht einschalten sollen, aber ich tat es nicht. Sie sagte: «Sympathisch aussehende Frau. Sympathisch aussehende Familie. Wann wurde das aufgenommen? Damals hast du mehr gewogen.»

«Als ich in die High-School ging.»

«Du siehst genauso aus wie dein Bruder.»

«Das sagen viele, aber ich finde das nicht.»

«All das schwarze Haar. Ist er noch immer so hübsch?»

«Ich nehme es an.»

«Und darf er dich besuchen?»

«Das darf er, aber er wird es nicht tun. Er ist in Alaska. Er arbeitet für so einen Verein, der Geschäftsleuten das Überleben in der Wildnis beibringt. Sie sollen so viel Angst bekommen, daß sie zusammenarbeiten. Vertrauen mangels anderer Möglichkeiten. Die halbe Zeit können wir ihn nicht mal erreichen. Syd hat ihm geschrieben, daß ich hier bin, aber sie hat noch nichts von ihm gehört.»

«Komm mal her», sagte sie. «Ich möchte dir was zeigen.» Sie zog mich vor sich. «Schau dich selbst an.» Sie wies auf unser Spiegelbild. Sie war nur zur Hälfte zu sehen – ein in enge Bluejeans gehüllter Schenkel, ein Rüschenärmel; mich konnte ich ganz sehen. Ich haßte meine Kleidung. So bieder und brav.

«Und nun schau dir das an.» Sie zeigte mir wieder das Foto.

Ich erinnerte mich an den Badeanzug. Syd und ich hatten deswegen gestritten. Er war mit Booten, Ankern und Muscheln bedruckt – ein nautisches Motiv; sie fand, es sehe kindisch aus. Dad und Alex trugen beide karierte Shorts.

Maeve sagte: «Du siehst nicht von ungefähr tausendmal besser aus, wenn du ein paar Pfund mehr wiegst.»

«Herrje, das hat mir noch nie jemand gesagt.»

Sie hielt das Bild hoch, und wir betrachteten es im Spiegel. «Ich meine, da hast du wenigstens ein bißchen Busen.»

«Nicht von ungefähr», sagte ich, «könntest du selbst ruhig ein paar Pfund abnehmen.»

Sie sagte: «Leck mich.» Dann gab sie mir das Bild zurück.

Die Sonne war praktisch verschwunden. Das Licht in meinem Zimmer wich. Wir schwiegen. Ich wollte mich nicht entschuldigen, aber ich wollte auch nicht, daß sie ging. Nach einer Weile fragte Maeve: «Womit genau wart ihr beschäftigt, als du den Herzanfall hattest?»

«Ach, Kleider anprobieren.»

«Kleider für Brautjungfern?»

«Nein, Brautkleider. Ich trug eines, als ich den Kollaps hatte. Die Notärzte mußten es aufschneiden.»

«Suchen die meisten Bräute sich ihre Kleider nicht selbst aus?»

«Doch, schon. Aber Syd mag sie einfach. Sie sieht mich gern darin.»

«Hört sich verdammt eigenartig an.»

Ich zuckte mit den Schultern. «Es ist das, was wir zusammen machen. Machst du nicht auch bestimmte Sachen mit bestimmten Leuten – wie so eine Art Ritual?»

«Oh, ja», sagte sie, und wie als Antwort auf meine Frage fing sie an, ihre Bluse aufzuknöpfen.

Plötzlich sah ich den jungen Franzosen und seine Schwester vor mir, die Maeve betreut hatte. Sie hatte gesagt, die Eltern seien im Nebenzimmer gewesen, wenn sie und Valentin Sex hatten, und hätten es nie herausbekommen. Zum ersten Mal überlegte ich, was mit der kleinen Marie-Elix gewesen war, die angeblich geschlafen hatte. Ich fragte mich, ob sie sie vielleicht einmal überrascht hatte. Maeve öffnete den Rückenverschluß ihres Büstenhalters, schob sich die Träger von den Schultern und zog sie durch die Blusenärmel. Der Büstenhalter fiel. Er war aus beigefarbener Spitze, sah aber schäbig aus. Sie ließ die Bluse von den Schultern gleiten und trug sie wie eine Stola.

Ich wußte nicht, was ich sagen sollte. Ich versuchte, ihr in die Augen zu sehen.

Sie sagte: «Ich könnte niemals anorektisch sein.»

«Ach?» Ich spürte, wie Panik in mir aufstieg.

«Ich könnte die hier nicht aufgeben.»

Ich mußte hinschauen. Sie waren groß – ich konnte mich nicht erinnern, jemals größere gesehen zu haben –, sicher Körbchengröße D. Die Warzenhöfe nahmen die Hälfte der Brüste ein und sahen aus wie kleine pflaumenfarbene Baskenmützen. Sie drückte die Handballen auf die Brustwarzen.

Ich hörte Stimmen im Flur. Louise und Gwen. Sie kamen näher. Maeve begann zu lachen. Wegen dem hier würde ich rausfliegen. Ich hielt Maeve den Mund zu. Gwen klopfte an und rief meinen Namen. Sie warteten. Sie brauchten nur die Tür zu öffnen – Patientenzimmer ließen sich nicht abschließen. Mein Ellbogen drückte gegen eine von Maeves üppigen Brüsten. Ich fürchtete, sie könne denken, das gefalle mir. Endlich gingen sie weg. Maeves Mund war rosa, wo meine Hand gelegen hatte. Ich machte einen Schritt auf das Fußende des Bettes zu.

Maeve wandte sich wieder zum Spiegel um und nahm ihren kleinen Tiegel Lippenglanz heraus. Sie bestrich ihre Lippen damit. «Ich weiß nicht, wie du das aushältst», sagte sie.

«Was?»

«Vermißt du sie nicht?»

Ich zuckte mit den Achseln. Meine Haut brannte. Ich dachte an die Wörter, die ich für so große Brüste wie die von Maeve kannte: Euter, Melonen, Fußbälle.

«Aber du hattest mehr als das.» Maeve zog mich wieder vor den Spiegel. Sie zeigte auf das Spiegelbild.

«Vermutlich.»

«Ganz bestimmt. Ich wette, du hattest diese frechen kleinen Brüste, die Sportlerinnen haben. Brüste, die Hockey und Lacrosse spielten.»

Ich konnte nicht stillhalten.

«Du bist dran», sagte sie.

«Womit?»

«Zeig her und erzähle.»

Ich glaube, ich wurde erst rot und dann blaß.

«Komm schon», hauchte sie. «Louise tut es auch.»

Ich stand still, während sie mein Hemd aufknöpfte und mir dann meinen Rolli über den Kopf zog. Ich weiß nicht, was mich mehr verstörte: die Möglichkeit, daß es stimmte, daß sie Louise so sah, oder daß sie es erfunden hatte, um mich zu überreden. Ohne meine beiden Oberteile konnte ich mich riechen.

«Soweit zum Zeigen», sagte sie und trat zurück. «Und jetzt erzähl. Erzähl mir etwas, das ich noch nicht weiß.»

Ich hatte mein anorektisches Spiegelbild immer gemocht. Es bedeutete, daß man die Teile statt des Ganzen sah. Jedes Gelenk, alle Muskeln, Haut und Knochen deutlich zu erkennen. Gert sagte, wir hätten alle verzerrte Bilder von uns selbst. Entweder fetter oder magerer, als wir tatsächlich waren. Sie sagte, wir haßten unsere Körper, haßten uns selbst. Dieser Meinung war ich nicht. Aber es war schockierend, mich im Spiegel neben

Maeve zu sehen, mein Fleisch konkav, wo ihres hervorstand. Wir sahen unwirklich aus. Alles an ihr – die Zähne, die Nase, die Augen – war größer. Sie hatte Muttermale, die so groß waren wie Zehncentstücke. Ich wirkte unfertig neben ihr. Unter meinen Brustwarzen hingen Hautfalten. Die Wörter für meine Brüste bezeichneten Speisen: Pfannkuchen, Spiegeleier. Frühstückswörter. Ich sagte: «Du wirst gern» – ich wußte nicht genau, wie ich es ausdrücken sollte – «bewundert.»

«Ja. Du nicht?»

Ich schüttelte den Kopf.

«Ich dachte, alle würden das.» Maeve bückte sich, um ihren Büstenhalter aufzuheben. Ihre Brüste hingen schwer und spitz herunter wie Trichter; sie schlappten gegen ihren Bauch. Sie richtete sich auf und streifte die Blusenärmel ab. Sie zog den Büstenhalter an. Er hatte unten Drahtbügel wie die von meiner Mutter. Maeve mußte die Spitzenhülle um jede Brust zurechtzupfen.

«Tut das nicht weh?»

«Die Bügel?»

«Ja.»

«Es tut weh, wenn ich sie nicht trage. Sie werden müde.»

Ich sagte: «Brüste werden nicht müde.»

«Und ob sie müde werden. Meine tun weh, wenn sie sich den ganzen Tag selbst halten müssen.» Sie versuchte, den Verschluß zuzuhaken, was ihr nicht gleich gelang.

«Sie sehen nicht müde aus.»

Sie hielt inne und starrte in den Spiegel, die Hände auf dem Rükken, die Ellbogen abgespreizt wie Flügel. «Flirtest du mit mir?»

«Flirten?» Ich verschränkte die Arme. «Ich weiß nicht mal, wie das geht.» Das war die reine Wahrheit.

Sie zog ihre Bluse wieder an und knöpfte sie zu. «Du meinst, wenn du wollen würdest.»

«Was?»

«Du wüßtest nicht, wie das geht, wenn du es wollen würdest.»

«Vermutlich.»

Sie lächelte, als habe sie irgend etwas gewonnen.

22

Sie gestatteten Maeve nicht, sich für die große gemischte Versammlung zu rasieren, nicht einmal unter Aufsicht. Sie sagte, das sei ihr egal, aber dann wolle sie auch nicht mit allen anderen im Aufzug fahren. Sie und ich nahmen die Treppe. Sie trug die gleiche Rüschenbluse wie an dem Tag in meinem Zimmer und einen hautengen, geblümten Minirock, der ihr gerade eben bis auf die Schenkel reichte. Die Haare an ihren Beinen waren durch die rauchgraue Strumpfhose zu sehen. Der Rock war zu eng. Ihr Bauch zeichnete sich darunter ab. Nicht bloß die Rundung, die die meisten Frauen haben. Er war ein Fleischring, der sich über ihrer Scham ausbeulte.

«Gefalle ich dir?» Sie blieb stehen und drehte sich auf dem Treppenabsatz im Kreis.

Ich hielt den Blick auf meine Füße gerichtet und fragte mich, wie in aller Welt sie annehmen konnte, daß sie gut aussah. «Du spürst wohl den Frühling.»

«Und noch viel mehr.» Sie stieß mir den Ellbogen in die Seite.

Es tat weh, und ich sagte: «Laß das.»

«Ach Gottchen, ach Gottchen», sagte sie.

Ich schmollte auf dem ganzen Weg nach unten.

Sie betrachtete meine weiten Hosen und meinen Raglanpullover. «Trägst du immer solche langweiligen Klamotten?»

Ich hob die Stimme. «Maeve ...»

«Himmel, da hat wohl jemand ihre Tage.»

Ich brach in Tränen aus. Maeve legte schuldbewußt den Arm um mich. Meine Brust bebte. Sie hielt mich, aber locker. Ich schluchzte heftig. Als es vorbei war, wischte sie mir mit der Manschette ihrer Bluse das Gesicht ab.

Ich sagte: «Meine ersten Tränen in Seaview, und Gert ist nicht da, um sie zu registrieren.»

«Ich werde es ihr für dich erzählen.»

Ich sagte: «Ich hasse diesen Ausdruck.»

«Was für einen Ausdruck?»

«‹Ihre Tage haben›.»

«Wann war deine letzte Periode?»

«Vor drei Jahren. Vielleicht auch vier. Sie kam, und sie ging irgendwie. Ich habe nicht Buch geführt. Ich weiß nicht mehr, wann ich gemerkt habe, daß sie ganz ausgesetzt hatte.» Ich zuckte mit den Schultern. «Ich glaube nicht, daß ich sie vermißt habe.»

«Natürlich hast du sie vermißt.»

«Warum sagst du das?»

«Na ja, auf die Art wissen wir, daß wir Frauen sind.»

Genau in diesem Moment begannen die Männer herunterzukommen, mit Slippern und allem. Wir traten hinter die Treppe und sahen zu, wie ihre Rücken vorbeidefilierten. Maeve nahm meine Hand. «Jedenfalls ist es eine der Arten.»

Im Versammlungsraum saßen wir in der ersten Reihe, getrennt von den anderen Frauen. Während des ganzen Treffens schlug Maeve dauernd ein Bein über das andere. Der Bursche, der seine Geschichte erzählte, war ein Feuerwehrmann. Er hatte Kokain und Alkohol konsumiert. Er war auf eine karikaturhafte Art maskulin. Superman in Jeans statt im Trikot. Maeve beugte sich vor, während er sprach. Er hatte sogar ein eingekerbtes Kinn. In zwanzig Minuten blinzelte er kein einziges Mal.

Nach der Hälfte der Zeit hatten wir eine Pause. Für Zigaretten und den Gang zum Lokus. So nannten die Männer das, «Lokus». Es gab nur eine Herrentoilette im Erdgeschoß, und sie war nie abgeschlossen, obwohl es angeblich in der Abteilung für Eßstörungen von Zeit zu Zeit Männer gab. Trotzdem gewährte man ihnen diese Gefälligkeit, diese Geste guten Glaubens und Vertrauens, die wir Frauen augenscheinlich nicht verdienten: eine unverschlossene Tür. Während der Pause stand vor den Türen zu beiden Toiletten eine Krankenschwester.

Als ich vom Pinkeln zurückkam, hielt Maeve hof. Joey R. erzählte ihr von seiner sizilianischen Großmutter. Tiny Regular war die nächste. Ich hielt Ausschau nach dem kräftig gebauten Feuerwehrmann, der das Treffen eröffnet hatte, konnte ihn aber nicht finden. Die meisten aus meiner Abteilung hatten sich an einer Wand versammelt. Die Bulimikerinnen mit den üppigen Frisuren rangen die Hände. Maeve stahl ihnen die Show.

Ehe die Versammlung weiterging, entschuldigte sich Maeve und ging zur Toilette. Wir übrigen wurden zur Ordnung gerufen. Zwei Leute erzählten ihre Geschichte, dann noch jemand. Als die nächste Person zu reden begann, stahl ich mich zum Ausgang. Dem Betreuer, der mich aufhielt, sagte ich, ich müsse meinen Tampon wechseln. Er öffnete die Tür.

Vor der Damentoilette hörte ich komische Geräusche und dachte, Maeve kotze. Die Krankenschwester war fort. Ich wollte die Tür aufdrücken, aber sie war abgeschlossen. Ich versuchte es bei der Herrentoilette. Sie war offen.

Ich war nie zuvor auf einem Männerklo gewesen und schämte mich sofort. Drei Urinale säumten die rechte Wand. Sie sahen aus wie Männerkörper, ganz offen und exponiert. Wasser sprudelte in ihnen. Ich hörte das Geräusch wieder. Kein Erbrechen. Eine Reihe von Kabinen befand sich den Urinalen gegenüber. Ich bückte mich, um zu schauen. In den Kabinen war niemand. Am Ende der Reihe erspähte ich ein Paar Seaview-Slipper. Und einen Frauenschuh. Maeves Schuh. Hosen fielen und bedeckten die in Slippern steckenden Füße. Ich richtete mich wieder auf. Ich wußte, daß ich gehen sollte; ich wollte gehen. Da war ein Geruch, der anders war als der Toilettengeruch. Ich hielt mir die Hand vor Mund und Nase. Mein Atem war heiß. Maeves zweiter Schuh fiel herunter. Meine Füße trugen mich an die Ecke der letzten Kabine: Ich brauchte nur zu schauen. Sie würden zu beschäftigt sein, um mich zu sehen.

Ich spähte um die Ecke und wurde vom nackten Hinterteil des Feuerwehrmanns begrüßt, der seine Geschichte erzählt hatte. Seine weiße Unterhose hing ihm um die Schenkel; seine rosige Haut wirkte rot dagegen. Dunkles, lockiges Haar bedeckte seine Beine. Maeve saß auf dem Becken, die Knie an seinen Rücken gedrückt. Seine Bewegungen hoben sie hoch und nieder, hoch und nieder, und ihr nackter Po klatschte gegen das Porzellan. Er trug Sockenhalter. Die schwarzen Gummibänder umschlossen die länglichen, harten Muskeln seiner Waden. Ihre Strümpfe waren zerrissen, und ich konnte sehen, daß sie keinen Slip trug. In diesem Augenblick erkannte ich den Geruch. Das war ich.

Auf dem Weg nach draußen stieß ich mit der rechten Schulter gegen eine der Kabinentüren, und die ganze Reihe erbebte. Das Keuchen setzte aus, aber ich wartete nicht, bis man mich entdeckte. Ich ging geradewegs in mein Zimmer und stieg ins Bett, mit Kleidern und allem. Ich konnte mich nicht konzentrieren. Ich versuchte, die Gedanken einzeln festzuhalten, aber sie schienen sich zusammenzuballen und dann zu verschwinden. Ich spürte Panik. Ich masturbierte, obwohl ich das haßte, denn ich fürchtete die Leere, die danach kommt. Dann weinte ich zum zweiten Mal an diesem Tag und schlief ein.

Teil IV

23

Am Ende unseres letzten Jahrs in der High-School einigten Ronald Tillman und ich uns darauf, uns gegenseitig zu entjungfern. Wir hatten uns drei Jahre zuvor angefreundet, als wir zusammen an einem Gruppenprojekt über *Sturmhöhe* arbeiteten. Einen Monat lang lasen wir uns am Telefon laut unsere Lieblingspassagen daraus vor, ehe wir zu Bett gingen. Wir begannen, bei ihm oder bei mir zu Hause zu lernen, und ich werde nie Syds Überraschung vergessen, als ich Ronald zum ersten Mal durch die Küche ins Wohnzimmer brachte, wo sie ständig alles umräumte – Seidenblumen oder Porzellanfiguren oder die Familienfotos auf dem Kaminsims. An jenem Tag stellte sie mit dem Staubwedel in der Hand ihre Hummel-Figuren um, und als sie unsere bestrumpften Füße auf dem weißen Florteppich hörte – niemals Schuhe im Wohnzimmer –, drehte sie sich um, den gelben Federstaubwedel hoch erhoben, in der Nähe ihrer Schläfe, und lächelte übertrieben herzlich Ronalds unerwartete Schwärze an, die durch Syds Weiß-in-Weiß-Einrichtung besonders betont wurde. Sie winkte uns mit dem Staubwedel, und eine Wolke von Staubpartikeln flog umher. Ich erinnere mich, daß sie, als sie das Zimmer einrichtete, ein Buch mit Farbmustern mit nach Hause gebracht hatte; es enthielt alle möglichen Schattierungen von Weiß: Porzellanweiß, Hafermehlweiß, Eierschalenweiß, Ecruweiß, Elfenbeinweiß, Antikweiß, Cremeweiß, Mattweiß, Alabasterweiß. Ironischerweise, und das fiel mir genau in dem Moment, angesichts von Syds als Begeisterung verkleidetem Unbehagen, ein, gab es trotz des Farbmusterbuchs nur eine einzige Farbe Weiß, unser Weiß, die Farbe, die wir und jeder, den wir in Deer Park kannten, hatten. Syd hieß Ronald überschwenglich willkommen; nachdem wir uns im Arbeitszimmer niedergelassen hatten, um zu lernen – dort konnte man fernsehen, Schuhe tragen und Popcorn essen –, buk sie Plätzchen für uns, etwas, das sie noch nie getan hatte.

Ronald verkörperte für mich eine Menge Premieren: Er war mein erster wirklicher Freund; er war der erste Intellektuelle, den ich kannte, die erste Person, die meine Begeisterung für das Lernen teilte; er war der erste Schwarze, mit dem ich mehr als eine flüchtige Bekanntschaft hatte; und er nahm mich zu meinem ersten Besuch in einer katholischen Kirche mit. Ronald besuchte den Firmunterricht für Erwachsene – seine Eltern meinten, daß Kinder solch wichtige Entscheidungen selbst treffen sollten –, und nachdem ich Interesse bekundet hatte, fragte er seine Lehrerin, ob ich mich anschließen könne.

Der Firmunterricht für Erwachsene war auf Konvertiten zugeschnitten und fand jeden Samstagabend im Pfarrhaus statt, in dem die Priester der Pfarre wohnten, was Anreiz genug war – man hatte die Chance, einen Blick auf das private Alltagsleben zölibatärer Männer in schwarzen Hosen und gelegentlich Gewändern zu erhaschen. Die Priester bogen immer gerade um irgendeine Ecke, wenn ich ankam. Ich stand respektvoll in der Vorhalle und legte Mütze, Mantel und Schuhe ab – sie hatten empfindliche Fußböden aus Kirschholz und die gleichen Regeln für Fußbekleidung wie Syd –, und unweigerlich hörte ich das Rascheln von Priesterröcken, die sich um eine Fußleiste herum entfernten. Gleich darauf pflegte Ronald den Kopf aus der Tür des Klassenzimmers zu strecken, wo er schon vor mir eingetroffen war, und zu sagen: «Du hast gerade Pater O'Leary verpaßt, er hat ein Gebet für unseren Unterricht gesprochen», oder: «Vater Calabrese hat gerade unsere Kehlen gesegnet.» Unser Unterricht wurde in der Pfarrbibliothek abgehalten, die einen langen Konferenztisch aus Eiche im Missionsstil hatte und wo es ein ganzes Regal mit Büchern über das Leben der Heiligen gab.

Die Lehrerin, Schwester Geraldine, beantwortete auch unsere schwierigsten Fragen, ohne mit der Wimper zu zucken. Kein Thema konnte sie erschüttern, weder die Hölle und ob unsere nichtkatholischen Freunde dort enden würden, noch die Heilige Dreifaltigkeit, noch die Wandlung. Einem Mann, der behauptete, der Priester spreche nur im übertragenen Sinn von Fleisch und Blut, sagte sie, er solle besser hinüber zur Episkopalkirche gehen, wenn er sich für Metaphern interessiere. Ihr besonderes Interessengebiet waren weibliche Heilige. Davon hatte sie einen scheinbar unerschöpflichen Vorrat im Gedächtnis, und sie durchsetzte unsere Lektionen mit Anekdoten über weibliche Frömmigkeit und Selbstaufopferung.

Ronald und ich begannen, die Heiligen ernsthaft zu studieren. Schwester Geraldine trug uns auf, kurze Essays über einzelne Heilige zu verfassen, die wir laut vor der ganzen Klasse vorlasen. Ronalds und meine Lieblingsheiligen waren Perpetua und Felicitas, die 203 n. Chr. gestorben waren. Wie wir waren sie Katechumenen, das heißt, sie bereiteten sich auf die Konversion vor, und sie waren einander treu ergeben. Felicitas war im achten Monat schwanger, als sie gefangen und dazu verurteilt wurden, den «wilden Tieren» vorgeworfen zu werden; Perpetua stillte einen kleinen Sohn. Felicitas, die ihren Glauben freimütig gestanden hatte, machte sich nur Sorgen, ihr Zustand könnte verhindern, daß sie zusammen mit Perpetua in den Tod ging, aber zum Glück gebar sie drei Tage vor den zirzensischen Spielen. In einem der großen Heiligenbücher mit rotem Einband und geprägten Lettern auf dem Rücken stand, das Paar habe das Amphitheater «freudig» betreten; dort wurden sie in ein Netz gehüllt und einer wilden Kuh ausgeliefert. Sie umarmten sich zum letzten Mal, ehe sie von den Gladiatoren hingemetzelt wurden. Ronald meinte, die Tatsache, daß ihre Freundschaft sich über Klassen-, wenn nicht gar Rassenschranken hinweg entwickelt hatte – Felicitas war eine Sklavin gewesen, Perpetua dagegen eine Frau «von Stand» –, sei reiner Zufall, obwohl wir nicht wußten, ob im Jahre 203 Sklaverei bedeutete, daß Felicitas Ägypterin oder Jüdin war. Er sprach ketzerisch (und nur halb im Ernst) über Reinkarnation. Während unserer ganzen Korrespondenz in der High-School – im Flur steckten wir uns zwischen den Unterrichtsstunden Zettel zu – benutzten wir die Initialen F. und P. füreinander.

Am letzten Tag unserer High-School-Zeit, als die beliebten

Mädchen, Jahrbücher und welkende Nelken umklammernd, auf den Gängen weinten, während die Jungen ihre Spinde zuschlugen und gellende Schreie ausstießen, als wollten sie sagten: Jetzt endlich beginnt das *Leben!*, ließ Ronald mir eine überraschende Nachricht zukommen, in der er unsere Heiligennamen ausschrieb.

Perpetua,
hier stehen wir an der Schwelle zum Ende der Unschuld. Für Dich Geschichtsstudium am Boston College, für mich Altphilologie in Amherst. Für uns beide eine Reise in den sich immer mehr erweiternden Kreis des Wissens, das aus Erfahrung kommt, welche man nur durch Leiden gedanklich durchdringen kann. Also brechen wir in drei kurzen Monaten auf zu Leidenschaft, Leiden, Wissen und unserem wahren Selbst, unschuldig am Abgrund der Verderbnis, und ich sage mir, daß ich Dich – die mir so viel Wissen um mich selbst und andere geschenkt hat – unmöglich zurücklassen kann, daß ich meine gläubige Unschuld unmöglich irgendeiner anderen anbieten kann.

Felicitas

Zuerst fragte ich mich, woher dieses plötzliche fleischliche Interesse kommen mochte. Ronald sagte gern, wir seien in jeder außer einer Hinsicht intim. Wir wußten die wichtigsten Dinge übereinander – Dinge, die sonst keiner wußte. Er wußte von meiner Mutter: ihren Einkaufsorgien und ihrer erdrückenden Weiblichkeit, ihrer gescheiterten Ehe, ihrer aufdringlichen Bemutterung und ihren Launen. Ich wußte von seinen streng konservativen Eltern, die sich größte Mühe gaben, in ihrem neuen weißen Vorort nichts falsch zu machen, die alle Aufmerksamkeit auf Ronalds beständig ausgezeichnete Noten richteten, die unbedingt vergessen wollten, woher sie kamen. Er wußte von meiner Angst vor dem Tod, die mich unversehens überfallen konnte – im Mathematikunterricht bei den Theoremen, in der Turnhalle nach unschuldigen Liegestützen oder Beinscheren –, einer Angst, die mich keuchen und in Panik geraten und über den Flur zu Alex rennen ließ, dessen Gegenwart, wenn auch nicht Mitgefühl, mich stets beruhigte. Ich wußte von Ronalds Phantasieleben, seiner Fähigkeit, sich in jeden Text hineinzuversetzen, den wir gerade lasen, seiner völligen Identifikation mit Heathcliff *und* Catherine, mit Jane Eyre *und* Mr. Rochester *und* seiner verrückten Frau, einer Identifikation, die ihn am Ende fast jedes Buches, das wir lasen, schluchzend und erschöpft zurückließ. Er kannte – und genoß zuerst, haßte später und verzieh mir schließlich – meine anfängliche und nur widerstrebend eingestandene Faszination durch seine Schwärze.

Soviel also wußten wir voneinander, genausoviel, könnte man sagen, wie wir über uns selbst wußten. Was wir nicht wußten, war, wie der Körper des anderen nackt aussah. Ob meine Brustwarzen rosa oder bräunlich waren, ob sein Penis sich nach rechts oder links gegen seinen Bauch bog wie der von Alex, den ich nur durch Zufall erigiert gesehen hatte, als ich eines Abends an seiner offenen Tür vorbeikam, während er schlief und die Bettdecke in einem Knäuel zu seinen Füßen lag. Wir wußten nichts von den elektrischen Strömen, die unter unseren Hautoberflächen verliefen; wir kannten die Auswirkungen von Berührung oder Zunge nicht; wir wußten nicht, ob es weh tun und ob es leicht oder schwer zu bewerkstelligen sein würde. Wir dachten laut über die geheimnisvollen Rhythmen der Sexualität nach und spielten oft in Witzen darauf an, und wir sorgten uns, unsere Körper könnten sie vielleicht nicht hören, würden sie vielleicht übersehen und niemals mitbekommen. Er gestand seine Angst, die Öffnung nicht finden zu können, ich gestand meine Angst, mich nicht weit genug öffnen zu können. Ich hatte von Mädchen gehört, die solche Schmerzen hatten, daß sie nicht weitermachen konnten. Er hatte von Jungen gehört, die ihn nicht einführen konnten, und wenn es um ihr Leben gegangen wäre.

Wir kamen überein, einander zu helfen, uns Anweisungen zu geben, nicht zu lachen und mich nicht zu verletzen. Ich war auf ein gewisses Maß an Schmerz gefaßt, aber wir einigten uns darauf, behutsam vorzugehen. Ronald war für die Kondome, die Kerzen und die Musik verantwortlich; mir oblag es, einen sicheren Ort zu finden und Handtücher oder was immer mitzubringen, um das Blut aufzufangen. Als zusätzliche Vorsichtsmaßnahme borgte ich mir aus Syds Kommode eine Tube spermienabtötendes Gel.

Wir planten sorgfältig. An einem Wochenende im Juli fuhr Syd zu einem Kurs nach Boston. Ronald und ich beschlossen, tagsüber in meinem Haus miteinander zu schlafen. Das erschien uns als brillante Strategie – aller Sex, von dem wir wußten, passierte nachts und in Autos, gewöhnlich beim Wasserturm oder auf Parkplätzen an den Aussichtspunkten über Blue Hill –, da weder seine Eltern noch meine Mutter Geschlechtsverkehr während des Tages argwöhnen würden.

An dem betreffenden Morgen rief er mich an. «Ist die Luft rein?»

«So weit, so gut. Syd ist um zehn gefahren. Ich habe ihr packen geholfen. Sie hat genug Kleider für eine Woche mitgenommen.»

«Bist du sicher, daß du es willst? Wir müssen es nicht tun. Ich möchte, daß du das weißt. Ich meine, wenn du es dir anders überlegst, ist es okay.»

«Nein, nein, ich bin bereit. Und du – hast du es dir anders überlegt?»

«Oh, nein. Ich dachte nur, nun ja, ich wollte dir einen Ausweg lassen, falls du einen willst. Ich meine, das ist für Jungen und Mädchen verschieden, nicht? Die Jungfräulichkeit zu verlieren.»

«Vermutlich.»

«Ich möchte sicher sein, daß sich nichts verändert. Hinterher.»

«Es wird sich nichts verändern. Wenigstens nicht von meiner Seite.»

«Ich meine, ich hoffe bloß, daß wir nicht diese riesigen Erwartungen haben. Wir machen es nur, weil wir es können, weil wir einander nicht weh tun werden, weil wir so gute Freunde sind.»

«Weil wir die besten Freunde sind.»

«Genau. Okay. Gut. Wann soll ich kommen?»

Es war halb zwölf vormittags. Das Ganze schien absurd. «Ich weiß nicht, was meinst du?»

«Wie wär's mit heute nachmittag? Ich muß noch Kondome kaufen.»

«Du hast sie noch nicht besorgt?»

Er klang verlegen. «Nein, ich muß in eine Apotheke in Stoughton oder Braintree, um sie zu kaufen. Ich kann ja schlecht den Apotheker meiner Mutter um Kondome bitten.»

«Und was ist, wenn du keine kriegen kannst?»

«Keine Sorge, ich werde welche kriegen. Hör zu, ich rufe dich aus dem Drugstore an, wenn ich fertig bin und kommen kann.»

«Hast du den Wagen von deiner Mutter?»

«Nein, der ist in der Werkstatt. Ich werde den Bus nehmen.»

Den Bus, sagte ich mir, als ich den Hörer auflegte. Wie prosaisch.

Wäre ich damals vollkommen aufrichtig gewesen, dann hätte ich zugegeben, daß es trotz unserer Nähe noch immer einiges gab, das Ronald nicht von mir wußte. Wir hatten zwar viel über sehr persönliche Gefühle gesprochen, Verzweiflung, mangelndes Selbstwertgefühl, Unsicherheit, aber nie über meine Leere, diesen hohlen, formlosen *Mangel* an Gefühl. Natürlich war er in der High-School noch nicht so beherrschend wie später, im College und danach. Und es war eigentlich auch nicht so, als verheimliche ich das vor Ronald, sondern eher so, daß ich es selbst noch nicht genau wußte. Die Leere war auf irgendeine Weise mit meiner Angst vor dem Tod verbunden. Aber sie war auch anders, erniedrigender – die Todesfurcht kam wenigstens nicht aus mir, sondern von außerhalb.

Also erzählte ich Ronald nie von dieser Leere, die ich im letzten Jahr der High-School zu fühlen begonnen hatte, allerdings nicht recht lokalisieren konnte und die sich, nachdem wir einmal und nur dieses eine Mal, offen und eindringlich, Sex gehabt hatten, ausbreitete. Ich fragte mich, was alles Ronald mir nicht erzählt hatte.

Er kam gegen halb drei, ohne vorher anzurufen, direkt von der Apotheke in Braintree und mit dem Stadtbus, in dem er neben Mrs. Zapides gesessen hatte, der Schulbibliothekarin, die ihn für ein Genie hielt und ihn in eine lange Diskussion über Edith Whartons *Schlittenfahrt* verwickelt hatte. Als Ronald ankam, umklammerte er eine braune Papiertüte.

Ich sah gerade fern. Eine Wiederholung von *I Love Lucy;* es war die Episode, in der Lucy und Ethel an einem Fließband in einer Schokoladenfabrik arbeiten müssen. Ronald und ich standen im Wohnzimmer und schauten zu, wie Lucy eine Praline nach der anderen in den Mund, in ihre Bluse, in die quadratischen Taschen ihres Arbeitskittels stopfte; ihre Augen wurden groß vor Panik, weil das Förderband so unerbittlich lief und ihr eigenes Verlangen so heimtückisch war. Wir lachten laut auf.

«Ich kann nicht glauben, was sie mit ihrem Mund macht», sagte ich. «Das ist doch unmenschlich.»

«Du hast einen hübschen Mund», sagte Ronald leise.

Ich sah ihn an. Seine Haut glänzte vor Verlegenheit. Ich hatte nie daran gedacht, daß mein Mund das Potential zum Hübschsein besaß. Bis dahin war er einfach ein Mund gewesen, den ich zum Essen und zum Reden benutzte. Ich sagte: «Das brauchst du nicht zu sagen. Du brauchst keine solchen Sachen zu sagen.»

«Was sollen wir denn dann tun?»

«Ich weiß nicht.» Ich wünschte, ich hätte Lucy nicht gesehen. «Ich will bloß nicht, daß du irgendwas erfindest.»

«Das hab ich nicht. Du hast einen hübschen Mund.»

«Wie kann ein Mund hübsch sein?»

«Er kann es einfach, Alice.»

«Laß uns nach oben gehen.»

Ich hatte alles vorbereitet in dem Zimmer, das einst Syd und Dad gehört hatte und das Syd jetzt allein bewohnte. Sie hatte das einzige Doppelbett. Ich hatte die Jalousetten heruntergelassen, meinen Kassettenrecorder aufgestellt, unter der Decke ein Handtuch auf das Laken gelegt. Das Spermizid lag auf dem Nachttisch, eine weiße Tube, vom Gebrauch schon zerknittert; Syd drückte nicht vom unteren Ende her – sie und Dad hatten immer diesen Streit über Zahnpasta –, sie drückte in der Mitte, und die Tube hatte daher die Form einer zerknautschten Fliege. Die harte Kruste eingetrockneten Gels oben am Schraubverschluß ließ erkennen, daß sie eine Weile nicht benutzt worden war. Vielleicht seit Jahren. Ich fragte mich, wie lange genau.

Ronald nahm eine Kassette von James Taylor aus der Papiertüte und legte sie in den Kassettenrecorder. Ich hatte vergessen, daß er so einen altmodischen Geschmack hatte.

Ich setzte mich ans Fußende des Bettes.

Ronald ging an alle Fenster und spähte durch die Schlitze der Jalousetten.

Ich zupfte an den Noppen des Chenille-Bettüberwurfs.

Ronald rammte die Hände in die Hosentaschen, schaute mich an, lächelte und ging zum Kassettenrecorder. Er ließ im Schnellgang *«You've Got a Friend»* durchlaufen und hielt das Band bei *«Fire and Rain»* an.

«Das handelt von einem Mädchen, das stirbt», sagte ich.

«Ich weiß», sagte er, «es ist total traurig.» Er sang leise: *«But I always thought that I'd see you baby, one more time again.»* Er sah aus, als würde er gleich weinen.

Ich stand auf, schlug die Decken zurück und enthüllte das Frotteebadetuch, das die Exzesse unseres Liebesakts aufnehmen sollte. Es war, als würden wir uns darauf vorbereiten, das Bett zu nässen.

Ich sagte: «Etwas ist nicht richtig. Ich weiß nicht.»

«Vielleicht sollten wir in dein Zimmer gehen. Es ist irgendwie seltsam, im Zimmer deiner Mutter zu sein, mit all der Spitze.»

Ich sah mich um. Syd hatte alles mit Rüschen versehen – das Bett selbst, einen Lesesessel, die Vorhänge, die die Jalousetten verdeckten.

«Okay, aber lassen wir hier nichts zurück.»

Mein Zimmer war nicht viel besser – das Schlafzimmer der kleinen Prinzessin, komplett mit Frisiertisch und Plüschtieren auf dem Einzelbett, das auf einmal so klein aussah, dem Regal mit Schwimmtrophäen, meinem Nasenclip und meinen Ohrstöpseln –, aber wir kamen gleich zur Sache. Ronald steckte den Kassettenrecorder ein, wechselte zu Joni Mitchell, zog eine Kerze aus der braunen Papiertüte und zündete sie auf meinem Nachttisch an, obwohl es taghell war. Er nahm ein Päckchen Kondome aus der Tüte. Ich räumte die Plüschtiere von meinem Bett und breitete das Handtuch aus; ein Ende stopfte ich unter das Kissen. Ich ließ die Jalousette herunter.

Ronald fragte: «Kannst du mir einen Bademantel leihen?»

Daran hatte ich nicht gedacht. Ich ging über den Flur und holte einen alten von Alex. Ronald ging ins Badezimmer. Ich zog so schnell wie möglich meine Kleider aus – ach, die Scham, auf halbem Weg ertappt zu werden – und schlüpfte eilig unter die Decke. Ich lag still und lauschte, wie Wasser ins Waschbekken lief. Was wusch er? Seine Hände? Seinen Penis? Putzte er sich die Zähne? Das Handtuch unter meiner Haut fühlte sich störend an.

Ronald erschien sauber und ernst in Alex' altem roten Bademantel. Er trug seine Kleider zu einem ordentlichen Stapel gefaltet. Er legte sie auf meinen Lesesessel. Er setzte sich auf die Kante meines Bettes, das Gesicht mir zugewandt, und legte fast väterlich seine Hand auf meine Wange. Als er sich bewegte, bewegte sich auch der Bademantel, und ich sah ein Stück dunkelbraunen Schenkel.

Er sagte: «Das ist komisch.»

«Zum Lachen komisch?»

«Komisch im Sinn von seltsam.»

«Ich weiß.»

Ich hatte begonnen, etwas zu fühlen, eine Regung, ein Bewußtsein von dem, was zwischen meinen Beinen war. Ich war plötzlich entschlossen, mit Ronald zu schlafen.

Ronald nahm ein Kondom aus der Packung auf dem Nachttisch und las die Gebrauchsanweisung auf der Rückseite. «Ich habe welche ohne Gleitmittel genommen», sagte er.

«Gut», meinte ich, da ich die Alternativen nicht kannte.

«Gerippt.»

«Gerippt? Wie ein Pullover?»

Ronald zeigte auf die Packung.

«Wozu sind die Rippen?»

Er las: «Für maximale Lust.»

«Wessen?» sagte ich.

«Ich weiß nicht. Für beide, nehme ich an.»

Er streifte den Bademantel ab und schlüpfte unter die Decke. Seine Schlüsselbeine umgaben seinen Hals wie die Rippen eines Fächers.

Wir begannen uns zu küssen – das einzige, worüber wir gewisse Kenntnisse besaßen –, die Hände zuerst seitlich am Körper, dann leicht auf die Hüften des anderen gelegt. Er war der erste, der die Zunge benutzte. Es war schön. Wir lagen beide auf die Ellbogen gestützt, und meine Hüfte ragte höher auf als seine. Das Decklaken bildete ein Zelt um sein und mein Geschlecht. Ohne hinzuschauen und ohne sie an meinem Bein zu spüren, wußte ich, daß er eine Erektion hatte. Mit einer Hand fummelte er das Kondom aus der Hülle. Ich wußte, daß ich helfen sollte. Ich sollte das Kondom überstreifen, hochziehen (oder eher runterziehen?) wie eine Socke an einem Fuß, wie einen Gummihandschuh, und ich sollte das Gelee verstreichen – das hatte ich gelesen; es würde erotisch und nicht medizinisch sein, wenn ich das Gel auftrug –, aber dann erinnerte ich mich daran, daß das Gel noch auf Syds Nachttisch lag.

Das unterbrach das Ganze. Ich mußte mich lösen, zurückziehen, aus dem Bett steigen – es fühlte sich demütigend an, nach dem Bademantel zu greifen, und demütigend, es nicht zu tun – und nackt in Syds Zimmer laufen. Die Luft war kühl auf meiner bloßen Haut, ich hatte zu schwitzen begonnen. Ich schnappte die Tube und warf wie nebenbei einen kurzen Blick in den Spiegel an Syds Schlafzimmertür. Ich wollte sehen, ob der Sex, den wir gleich haben würden, mich schon verändert hatte. Aber ich sah den vertrauten Katalog; ich kannte ihn gut, denn ich war schon immer eine notorische Spiegelguckerin gewesen, genau wie Syd, doch an dem Tag drängte die Liste meiner Unzufriedenheiten sich mir förmlich auf, sie bedeutete mehr, sie sagte: Mehr bekommst du nicht, was immer du dir für dich vorgestellt hast, endet hier. Unmöglich breite Hüften, wabbeliger Bauch, schiefe Brüste, schmale, hängende Schultern. Mehr wirst du nie sein.

Ich eilte zurück zu Ronald, warf mich ins Bett, und die Matratze gab unter meinem Gewicht beschämend nach.

Wir fingen von vorn an, aber ich war anderswo. Das vorherige Flackern von Verlangen war in Syds Spiegel erloschen. Wir küßten uns, und Ronald kletterte sogar auf mich, leicht wie ein Kissen, und seine anhaltende, höfliche Erektion drückte gegen mich. Sie krümmte sich nach links – nicht nach rechts –, wenn ich ihm gegenüberlag. Er griff zwischen meine Beine, fand völlige Trockenheit und fragte, was er tun sollte.

«Was meinst du?»

Da fragte er mich, ob ich mich jemals selbst berührt habe.

Ich schüttelte den Kopf.

Er war überrascht.

Ich war überrascht. Wir waren zusammen gefirmt worden. Wir hatten nebeneinander gesessen und etwas über die Sünde gelernt. Ich sagte: «Schwester Geraldine hat gesagt –»

«Sie hat eine Menge Dinge gesagt, Alice, eine Menge Dinge.»

Am Ende fühlte es sich mehr nach Arbeit an als nach Lust. Ronald wußte genug, hatte genug gelesen, um zu warten, bis ich bereit war. Er küßte mich sanft und weniger sanft, er erforschte meinen Körper mit seinen Händen und seiner Zunge. Ich beobachtete sein Gesicht – er konzentrierte sich, absolvierte pflichtgemäß Punkte auf einer Checkliste. Ich kletterte auf ihn und befühlte seinen Penis mit den Händen, sah seine Augenlider flattern, als ich ihn hielt, sah, wie sein Rücken sich wölbte, wie sein Brustkorb aufwärts drängte, als ich rieb. Ich leckte an der Vene. Sah zu, wie er kam. Fühlte die klebrige mattweiße Flüssigkeit an meinem Schenkel. Beobachtete, wie er zusammenschrumpfte und erneut anschwoll, spürte seine Geduld und seine Beharrlichkeit und legte mich schließlich hin und öffnete die Beine für ihn. Es brannte, als er eindrang, kein Schmerz wie bei einem Platzen oder Zerreißen, sondern wie das Feuer eines Sonnenbrandes. Ronalds Augen weiteten sich ungläubig und erregt, und er stieß tiefer hinein, tiefer hinein, schuf sich Platz, soweit es möglich war, und seine Hüften bewegten sich anmutig. Und ich dachte, so, das wär's, jetzt bin ich nicht mehr peinlich keusch. Sein Körper fand den Rhythmus, von dem wir gehört hatten, und er schien sich in der Bewegung zu verlieren, die Augen auf etwas über meiner Schulter konzentriert, aber ich konnte nur zusehen, ich fühlte mich häßlich und linkisch, meine Knie an meinen Schläfen, die Innenseiten der Schenkel mit Mühe weit genug gespreizt, um ihn aufzunehmen, mein pflaumenartiges Geschlecht in die Nachmittagsluft gereckt. Ich strampelte mit allen vieren wie ein unanständig auf den Rücken gedrehtes Insekt.

An diesem Abend gingen wir ins Kino. Ich saß da, dankbar für die Dunkelheit, aß Popcorn und sah zu, wie Jill Clayburgh in *Eine entheiratete Frau* von ihrem Mann Hörner aufgesetzt bekam, und dachte, daß man Frauen keine Hörner aufsetzen kann, daß man nur Männern, nur Ehemännern durch Untreue Schande machen kann. Genau in diesem Augenblick spürte ich, wie sich die samtige Leere in meinen Bauch stahl und sich ausdehnte wie ein Fluß bei Hochwasser. Ich leerte unseren Becher mit Popcorn und holte einen zweiten. Am Ende der Woche waren Ronald und ich von verlegener Konversation zu Schweigen übergegangen. Zwei Wochen später reisten wir zu verschiedenen Colleges, ohne miteinander geredet zu haben. Als ich im Boston College ankam, wog ich zweiundsechzig Kilo. Ich begann meine erste Diät seit der ersten Klasse der High-School. Als ich in den Weihnachtsferien nach Hause kam, wog ich dreiundfünfzig.

24

Wir nahmen Route 139 und 53 zu Hanover Mall. Die Fahrt dauerte vierzig Minuten, bei Regen eine Stunde. Unsere Fenster beschlugen, und ich mußte ein Guckloch freiwischen, um etwas sehen zu können. Es war die zweite Aprilwoche, aber es sah mehr nach Februar aus; das gelbe Gras klebte welk am Boden. Stellenweise lag noch ein wenig Schnee, seltsam geformte Klumpen, die von Streusand und Abgasen schwarz geworden waren. Anscheinend konnte der Regen sie nicht auftauen.

Wir mußten fünfundvierzig Kilo wiegen (relativ zu unserer Größe) und mindestens zwei Wochen in Seaview gewesen sein, ehe wir einmal wöchentlich in das Einkaufszentrum durften. Und man durfte nicht auf Bewährung sein. Maeve war auf Bewährung, aber sie überredete die Betreuer, sie trotzdem gehen zu lassen. Sie und der Feuerwehrmann waren beide auf Bewährung; sie wurden erwischt, als der Betreuer, den ich angelogen hatte, kam, um nach mir zu suchen. Maeve hatte den ganzen nächsten Tag bei einer Dringlichkeitssitzung mit ihrem Team verbracht, und wir waren sicher gewesen, daß man sie rauswerfen würde. Louise war diejenige, die uns mitteilte, das werde nicht geschehen. Sie meinte, Seaview sei ein Geschäft wie jedes andere und von seinen Kunden abhängig.

Im Minibus wählte Maeve die hinterste Sitzreihe. Ich saß eine Reihe davor und ließ den Arm über die Rückenlehne baumeln. Louise und Gwen saßen auf der anderen Seite des Ganges. Louise trug eine von diesen Plastikregenhauben, die sich bequem zu einem Quadrat zusammenlegen lassen. Gwen hatte einen gelben Regenmantel an.

Amy saß nicht bei uns, sondern bei ihrer eigenen Clique weiter vorn: Penny, Queen Victoria, eine neue Anorektikerin und Pennys Fitneßfreundinnen. Sie flüsterten und kicherten manchmal laut auf, um sich dann gegenseitig wieder zum Schweigen zu bringen. Amy sah dauernd in unsere Richtung.

Nach zwanzig Minuten Fahrt sagte Maeve: «Zeit für Geschichten.»

Ich spürte einen Schauder von mir zu Gwen und Louise wandern. Wir rutschten auf unseren Sitzen herum. Wozu würde sie uns als nächstes drängen?

Maeve sagte: «Louise, wie bist du diesmal eigentlich nach Seaview gekommen?»

Louise sah aus dem Fenster; ihre Haube hatte sie unter ihren Doppelkinnen festgebunden. Sie hatte heute zweimal geweint, bei der Meditation und dann bei der Eßgruppe. Sie blickte zu Maeve, das Gesicht noch immer verquollen, und zuckte mit den Schultern.

Maeve sagte: «Ach, komm. Muß doch was Besonderes gewesen sein, was deine Eltern veranlaßt hat, dir eine dritte Runde zu spendieren.»

Louise schniefte.

Maeve sagte: «Wir könnten eine Geschichte gebrauchen. Wir haben noch eine ganze Strecke vor uns.»

Gwen reichte Louise ein Papiertaschentuch, und Louise putzte sich die Nase. Schniefend sagte sie: «Ich möchte eine andere Geschichte erzählen. Ich möchte auf die Frage antworten, die du neulich gestellt hast. Übers Verliebtsein.»

«In Ordnung», erwiderte Maeve. «Ist mir recht.» Sie liebte es, das Kommando zu führen, selbst über das, was wir sagten. «Aber nichts von Boston Edison, Louise. Keine Männer, die das Telefon reparieren. Keine unsichtbaren Freunde. Ich sprach vom einzig Wahren.»

Louise sagte: «Das einzig Wahre.»

Maeve lehnte sich zurück und verschränkte die Arme. «Wir hören.»

Louise nahm ihre Haube ab und schüttelte sie trocken. Ihre Pagenfrisur kräuselte sich und ließ ihr Gesicht kleiner erscheinen. «Ich war dreizehn und noch nicht sehr dick. Ich glaube, ich wog weniger als neunzig Kilo.»

Maeve schnaubte.

Ich hatte nie erlebt, daß sie gemein zu Louise war. Nun spürte ich mit prickelnder Freude, daß sich ihre Aufmerksamkeit mir zuwandte, aber es nagte auch an mir. Ich wußte, was das mit sich brachte. Ich wußte, daß neue Freundinnen am Ende genauso behandelt wurden wie die alten.

Louise sagte: «Er hieß Ray Johnson. Er war fünfzehn. Der einzige Protestant in einer rein jüdischen Siedlung. Samstags mähte er bei anderen den Rasen. Unseren als letzten, und danach saßen wir auf der Veranda und redeten. Ich half ihm bei seiner Physikarbeit für einen naturwissenschaftlichen Jugendwettbewerb.»

Maeve sagte: «Eine intellektuelle Affäre.»

Louise sagte: «Er interessierte sich für schwarze Löcher.»

Maeve schnaubte erneut.

Ich versuchte, die Länge ihrer Aufmerksamkeitsspanne abzuschätzen, vielmehr, wie lange es dauerte, bis Maeve sich langweilte und das, was sie wußte, gegen einen verwendete.

«Er wollte demonstrieren, wie sie sich allmählich in sich selbst zusammenziehen», fuhr Louise fort. «Meine Mutter hatte ihre Doktorarbeit über schwarze Löcher geschrieben, daher wußte ich alles darüber. Ray Johnson sagte, ich sei das intelligenteste Mädchen, das er kenne.»

Maeve beugte sich vor. «Also liebte er dich wegen deiner Intelligenz.»

Louise fing an, ihre Haube zusammenzulegen. «Er flüsterte: ‹Erzähl mir noch mal das mit der Singularität.› Mein Ohr fühlte sich feucht an von seinem Atem. Er roch nach trockenem Laub. Ich erwiderte: ‹Die Singularität ist das Zentrum des schwarzen Lochs. Sie ist der Punkt, an dem ein massereicher Stern in sich selbst zusammenfällt, indem sich das erdrückende Gewicht zu null Volumen und unendlicher Dichte komprimiert.›»

Wir waren still. Es war, als sage sie ein Gedicht auf.

Louise sagte: «Ray Johnson staunte über meine Beschreibung der Singularität. *‹Unendliche Dichte.›* Das sagte er immer wieder. Und dann nahm er meinen Finger in den Mund.»

Maeve unterbrach: «Kommen wir zur Sache, Louise. Hat er dein schwarzes Loch gefunden oder was?»

Ich zuckte zusammen. Sie sagte die gröbsten Dinge.

Louises Ja war gehässig. «Zwei Wochen vor dem Finale stahl ich eines der Modelle meiner Mutter, damit er es sich kopieren konnte. Er küßte mich zum ersten Mal, und wir gingen unter die Veranda. Er ließ mich meine Kleider anbehalten.»

«Und was wurde aus ihm?» fragte Maeve.

«Hat er deine Liebe erwidert?» fragte Gwen.

Louise sagte: «Er wurde Zweitbester, und sein Bild wurde im *Boston Globe* abgedruckt, und ich habe ihn nie wiedergesehen. Danach mähte seine Schwester unseren Rasen.»

Und dann öffneten sich ihre Schleusen wieder.

Gwen hatte keine Papiertaschentücher mehr.

Einen Augenblick lang haßte ich Maeve.

25

Der Fahrer parkte den Minibus auf einem Behindertenparkplatz. Wegen der Heizung ließ er den Motor laufen, nahm ein Buch heraus und begann zu lesen. Maeve sagte, wir sollten unsere Mäntel im Bus lassen. Der Regen hatte aufgehört, aber die Luft war kalt. «Ihr werdet es mir später danken», meinte sie. Die Kälte war mir vorher nicht aufgefallen, als wir in Seaview in den Bus stiegen. Vielleicht hatte ich sie vor lauter Aufregung, rauszukommen, nicht gespürt. Ich versuchte, den Atem anzuhalten, bis wir drin waren, aber ich konnte es nicht. Am Gehsteigrand atmete ich ein; es schmerzte, die eisige Luft zu schlukken.

Wir betraten die Hanover Mall durch Jordan Marsh, ein großes Kaufhaus. Wir waren zu zwölft und verteilten uns sofort, die Finger ausgestreckt wie tastende Blinde; wir griffen nach groben Wollpullovern, scharfkantigem Straßschmuck, Schuhen aus Krokodilleder, flauschigen Hausschuhen, handgemachten Seifen und Handtaschen aus Kunstleder. Die Klinik bot so wenig Texturen. Wir müssen leicht zu erkennen gewesen sein, so, wie wir jede Woche unterschiedslos alles abtasteten.

Ich fühlte mich benommen. Die Luft war nicht eigentlich dünn, aber künstlich und kontrolliert, und zwar auf eine andere Weise als in Seaview. Ich roch Parfüm und Bohnerwachs und frische Kekse. Der Sinn dieser wöchentlichen Freigänge, so begriff ich, war, uns realen Versuchungen auszusetzen – unbegrenzten Mengen Nahrung und unbewachten Toiletten –, doch das im Rahmen der Anstalt, die durch die anderen Patientinnen verkörpert wurde. Mit anderen Worten: Wenn jemand aus der Rolle fiel, würde eine von uns petzen.

Nachdem ich eine halbe Stunde lang Pullover befingert hatte – ich konnte es nie warm genug haben –, traf ich an einer

Parfümtheke auf Maeve. Eine Frau in einem weißen Laborkittel hielt sie am Handgelenk.

«Avarice!» sagte Maeve. «Riech mal.»

Ich beugte mich über ihren Unterarm.

«Sean hat mich gebeten, ein paar Sachen mitzubringen.»

«Sean?»

«Mein Freund, der Feuerwehrmann.»

«Oh.» Wir waren die einzige Abteilung, die das Einkaufszentrum besuchen durfte. Die Süchtigen ließen sich von uns Sachen besorgen.

«Er möchte Kölnisch Wasser und eine Fünfpfundtüte M&Ms», sagte sie.

«Ist das nicht für Frauen?» Ich zeigte auf die herzförmige Flasche.

Sie zuckte mit den Achseln. «Er sagte, ich solle etwas für ihn und etwas für mich mitbringen.»

«Oh.»

«Das muß dein Lieblingswort sein.»

«Wie?»

«*Oh.* Das sagst du dauernd.»

«Ja?»

Maeve sagte der Verkäuferin, sie solle die Flasche einpacken. «Das ist eines der Dinge, die ich an der Reha am meisten hasse.»

«Was denn?»

«Nicht nach mir selbst zu riechen.»

Ich unterdrückte ein weiteres *Oh.* Gerade das gefiel mir am besten. Gwen und Louise kamen auf uns zu, Gwen langsamen Schrittes, damit Louise folgen konnte.

Maeve nahm die Testflasche und sprühte beide ein.

Gwen sagte: «Fein.»

Louise schniefte nur und sah verletzt aus. Ich fragte mich, wie lange sie auf Maeve wütend bleiben würde. Es schien so nutzlos.

Maeve sagte: «Also, der Plan sieht so aus.»

Unsere Augen richteten sich auf Maeve. Wir hatten gewartet. Insgeheim hatte jede von uns gewartet. Wir alle hatten gewußt, daß sie einen Plan haben würde.

«Es ist halb drei. Um fünf müssen wir wieder am Bus sein. Warum geht nicht jede ihrer eigenen Wege, und wir treffen uns, sagen wir in anderthalb Stunden, bei Friendly's oder Brigham's wieder? Hier gibt es todsicher ein Brigham's.»

«Gibt es», sagte ich fast gegen meinen eigenen Willen. Syd und ich waren schon in diesem Einkaufszentrum gewesen. «Schräg gegenüber von Filene's.»

«Alles klar», sagte Maeve. «Wir treffen uns dort um vier Uhr. Zu Bananensplits.» Sie nahm der Parfümverkäuferin ihr Päckchen ab. «Vergleichen wir unsere Uhren.» Mit weit aufgesperrtem Mund begann sie zu lachen – wir sahen ihren gefurchten roten Gaumen. Unsere Uhren waren konfisziert worden. Man war der Meinung, wir bräuchten nicht zu wissen, wie spät es sei, sondern nur, zu welcher Therapiegruppe wir als nächstes gehen müßten. Maeve machte sich auf den Weg. Sie trug Haremshosen mit einem passenden Tunika-Oberteil. Wir blickten ihr nach, wie sie zwischen den Kleiderregalen hindurch anderen Geschäften zustrebte.

Ich trat einen Schritt vor. «Wir sehen uns sicher später.» Ich fühlte mich gedemütigt, weil ich mit den anderen zurückgelassen worden war. Als ob Maeve uns alle gleich gern mochte. «Viel Spaß», sagte ich.

Louise rückte näher an Gwen heran.

26

Menschen, hauptsächlich Frauen, kleine Kinder und Rentner, eilten mit falscher Geschäftigkeit von Laden zu Laden. Quadratische Einkaufstüten schlugen gegen ihre Schenkel. Die meisten waren nicht Maeves Rat gefolgt und trugen noch immer ihre schweren Wollmäntel oder Daunenparkas, deren Kapuzen mit falschem Pelz besetzt waren, mit offenen Reißverschlüssen oder Knöpfen. Darunter kamen formlose Winterkleider zum Vorschein. Sie schwitzten unter dem Gewicht ihrer Kleidung. Gert hatte gesagt, es sei der kälteste April seit Jahren. Ein Rekordbrecher.

Vor Child World nahm ein riesiges purpurrotes Kaninchen Kinder auf die Knie. Junge Frauen, als Ostereier verkleidet, reichten den anstehenden Leuten Geleebonbons und Gutscheine. Obwohl Ostern schon vorbei war. Eltern standen neben rotgesichtigen Kleinkindern, die in ihren Schneeanzügen überhitzt aussahen. Die verdrossensten weinten und strebten aus der Schlange fort, und wenn ihre Eltern sich bückten, um sie aufzuheben, ließen sie sich trotzig fallen.

Ich erinnerte mich, daß ich als Kind einmal Lungenentzündung hatte und im Krankenhaus in einem Sauerstoffzelt lag; ich erinnerte mich, wie ich mich nachts davonschlich, um allein auf der Toilette zu pinkeln, statt nach der Schwester zu klingeln und die gefürchtete Bettpfanne zu benutzen. Als ich aus dem Zelt stieg, war mir schwindlig, jede Oberfläche war neu, meine Handflächen kühl und feucht. Und ich erinnerte mich, daß ich schon mit sechs Jahren – ich ging in die erste Klasse – überlegte, ob ich diese ungefilterte Luft ertragen würde, ob meine kränklichen Lungen den ganzen Weg durch den kalten Flur zu der zu hohen Toilette und wieder zurück aushalten würden. Ich glaube, ich hielt die ganze Zeit den Atem an. In der Hanover Mall war es ganz ähnlich. Ich fühlte mich ungeschützt. Ich hätte mich beim Gehen am liebsten an den Dingen festgehalten.

Filene's war Syds Lieblingsgeschäft unter den zweitrangigen Kaufhäusern. Ich ging dorthin, weil alle identisch eingerichtet waren und ich mich zumindest auf vertrautem Terrain fühlen würde. Und Filene's war nicht weit von Brigham's entfernt. Ich nahm den Aufzug in den ersten Stock. In der Abteilung für Junge Mode stieß ich auf eine Nische mit Fliegerkleidung. Ein vergrößertes Foto von Amelia Earhardt lehnte an einem Regal mit Fliegerjacken. Sie bestieg grinsend ein Flugzeug. Neben den Fliegerjacken gab es einteilige Springeranzüge aus Denim.

Mir wurde klar, daß Maeve bereits das Interesse an unserer Freundschaft verloren hatte, daß ihre Aufmerksamkeit, obwohl sie sich im Bus scheinbar mir zugewandt hatte, simultan geschwunden war. Schließlich hatte sie uns alle drei gleichermaßen stehenlassen.

Wie sollte ich die anderthalb Stunden verbringen? Ich hatte mich die ganze Woche auf den Ausflug gefreut, und Maeve hatte ihn verdorben. Die Zeit, die sonst im Flug vergangen wäre, kroch jetzt dahin. Ich wollte weinen, zum dritten Mal in ebenso vielen Tagen. Ein weiterer Rekordbrecher. Meine Knöchel hoben sich mattweiß von den Ständern mit den Kleidern ab. Ich erwog, etwas zu essen. Ich versuchte, mich an das Angebot in diesem Einkaufszentrum zu erinnern. Da gab es ein gutes Restaurant. Charley's Irgendwas. Oder Irgendwas Charley's. In der Hälfte, wo sich die Bar befand, lagen Erdnußschalen auf dem Boden. Ich stellte mir die schwersten Teigwaren vor: *tortellini con quattro formaggi.* Mehr Käse, als ich in einem Jahr gegessen hatte. Es würde meinen Magen treffen wie ein weicher Schlag. Ich kam zu einem Gestell mit Wildlederblousons; Maeve hatte einen in Tannengrün. Ich war klug genug, um nicht zu lange an die Nudeln zu denken; wenn ich es täte, würde der Gedanke sich festsetzen.

Aber eineinhalb Stunden! Vielleicht sollte ich ein Buch kaufen und mich dem Fahrer im Bus anschließen. In letzter Zeit hatte ich Schwierigkeiten mit dem Lesen. Ich kam zu einer Boutique für Schottenkaros. Miniröcke und Kilts mit riesigen Sicherheitsnadeln. Sah darin irgend jemand gut aus? Amy, nahm ich an. Wenn ich mir selbst gegenüber ehrlich war – und wenn man uns in Seaview etwas beibrachte, dann uns selbst gegenüber ehrlich zu sein –, hatte ich eigentlich Lust, für Maeve einzukaufen.

Sie selbst hatte sich Parfüm gekauft. Was blieb mir also noch: Lippenstift? Lidschatten? Eine Haarbürste? Ich kannte sie gut genug, um ihr etwas zum Anziehen zu besorgen. Wäsche? Ein Nachthemd? Dann hatte ich eine Idee: einen neuen Büstenhalter. Der, den ich gesehen hatte, war an den Säumen verschlissen gewesen. Ich ging an karierten Stretchhosen, Lumberjacks, Tartansocken und Baskenmützen vorbei und strebte der Rolltreppe zu. Als ich den Fuß auf die gerippten Metallplatten setzte, fiel mir plötzlich ein, daß es seltsam aussehen könnte, wenn ich Maeve einen neuen Büstenhalter kaufte. Ich fragte mich, was Louise und Gwen sagen würden. Ich griff nach dem Handlauf aus Gummi. Die metallenen Platten unter mir schoben sich zur Treppe zusammen. Meine schwarzen Mokassins ragten über den Rand hinaus. Laut sagte ich: «Du bist in Maeve verknallt.» Zwei Teenager, die auf der gegenüberliegenden Rolltreppe nach unten fuhren, starrten mich an.

Ich glitt an der Wäscheabteilung vorbei und verließ die Rolltreppe bei Spielwaren und Haushaltsgeräten. An jeder Wand hingen Uhren. Noch nicht einmal drei. Immer noch mehr als eine Stunde. Ich ging weiter. Ich erreichte eine riesige Ausstellung: Barbie-Retrospektive. Die Firma Mattel feierte ihren Geburtstag; sie wurde fünfundzwanzig. Es gab schwarze Barbies, chinesische Barbies, Malibu-Barbies, Fitneß-Barbies. Und alle möglichen Ausstattungen: Barbies Supermarkt, Barbies Golden-Dream-Mobilheim, Barbies Schlafzimmer. Es gab sogar einen Barbie-Mustang.

Ich versuchte mich zu erinnern, wann zuletzt ich in eine Frau verknallt gewesen war. Maeve war nicht die erste. Mädchen verknallten sich in Mädchen. Das wußte jeder. Es war so universal wie die Angst vor der Dunkelheit. Ich erinnerte mich, daß

Syd mich mit den Lehrerinnen aufgezogen hatte, die ich mochte. Miss Clooney. Miss Gleason. Meine Lieblingslehrerin, Mrs. Powers. Eines Tages am Strand von Old Silver hatte ich geweint, als sie und ihr Mann aufgetaucht waren. Sie war einmal Miss Flemings gewesen; ich hatte die Namensänderung registriert, aber mir nicht vorgestellt, wie oder warum. Der Mann war am ganzen Körper behaart, was ich nie zuvor gesehen hatte. Alex hatte gesagt: «Schöner Pullover», als er an uns vorbeikam. Nach dem Lunch war sie zu unserem Platz gekommen, um uns zu begrüßen, aber ich konnte ihr nicht in die Augen schauen.

Syd nannte mich launisch, vor allen anderen. Sie sagte, ich sei zickig. Das Wort hörte ich zum ersten Mal. Es war so lautmalerisch: «Zickig» hörte sich genauso an, wie ich mich fühlte.

Ich beschloß, auch für Gwen und Louise Geschenke zu kaufen.

27

Die Verkäuferin bei Filene's war damit beschäftigt, Kassenbons zu tippen. Sie verwies mich an die Mattel-Vertreterin, die die Ausstellung betreute. Die war jung genug, um mit Barbies gespielt zu haben, und alt genug, um jemandes Mutter zu sein. Ich stellte mir vor, ihre Tochter sei gerade eingeschult worden. Dies war ihr erster Job nach der Mutterschaft. Ich sah zu, wie sie einem ältlichen Mann Accessoires verkaufte. Sechs Paar Plastikschuhe mit hohen Absätzen. In Pastellfarben. Sie wirkte enthusiastisch und kannte sich gut aus. Als ich näher trat, fragte sie mich, ob ich als Kind mit Barbies gespielt hätte.

Ich schüttelte den Kopf. «Aber ich habe da eine Freundin.» Ich nahm an, daß Louise als Kind zu fett gewesen war, um mit Mädchenspielzeug zu spielen. Warum etwas üben, das man nie sein kann – nicht im vollsten Sinn dessen, was es bedeutet, ein Mädchen zu sein. Was damit anfängt, daß man an seinem Körper als solches zu erkennen ist.

Die Mattel-Vertreterin sah mich an, wie eine Therapeutin einen ansieht, wenn man sagt: Ich habe eine Freundin, die ein Problem hat. Sie wählte die Standard-Barbie aus einer Reihe identischer Puppen. Nicht zwei waren gleich gekleidet. Sie öffnete die Schachtel und sagte: «Die meisten Frauen um die Zwanzig ziehen das Original vor.» Sie zwinkerte, indem sie nur das Augenlid senkte. Sie meinte, daß die anderen Barbies nicht dasselbe seien. Nicht das Ideal. Natürlich hatte sie recht: Ein Maßstab der Vollkommenheit ist per Definition einmalig. Aber es beunruhigte mich. Das, was es bedeutete.

Ich fragte: «Sind sie absolut identisch?»

«Ich weiß ja nicht, wie es Ihnen geht», erwiderte sie und hielt die Puppe hoch, «aber ich sehe in jedem Gesicht etwas anderes. Ihr Ausdruck ist – wie soll man das nennen – ironisch.»

Ich betrachtete das vertraute, leere Starren, die kindliche Nase.

Sie öffnete eine andere Schachtel. «Und diese. Sie sieht um den Mund herum traurig aus.»

Ich starrte auf die kirschrot angemalten Lippen.

Die Mattel-Vertreterin öffnete drei weitere Schachteln und ließ sie leer zu Boden fallen. Die Puppen stellte sie ins Regal zurück, bis alle fünf eine Reihe bildeten, als würden sie sich um eine Rolle in einer Show bewerben. Sie zählte ihre Besonderheiten auf.

«Welche gefällt Ihnen denn am besten?» fragte ich.

Sie zog nachdenklich die Stirn in Falten. «Hm. Diese, glaube ich.» Sie zeigte auf die Rettungsschwimmer-Barbie, die einen leuchtend orangefarbenen Badeanzug und eine Trillerpfeife um den Hals trug. «Sie erinnert mich an meine jüngere Schwester. Ein bißchen jungenhaft, aber immer noch feminin.»

Ich lächelte. «Ich nehme sie.»

«Wunderbar.» Sie bückte sich nach einer Schachtel.

Mir wurde plötzlich bewußt, daß Lügen ein praktisches Mittel sind, um Verachtung zu zeigen. Es war wie eine Erleuchtung. Ich wies auf die letzte Puppe links. «Ich erinnere mich an das Abendkleid.»

«Hatten Sie nicht gesagt, Sie hätten keine gehabt?»

«Das Nachbarmädchen spielte mit Barbies. Und diese hochhackigen Schuhe. Die ohne Fersenkappe.»

«Pantoletten.»

Ich nickte und reichte ihr Syds American-Express-Karte.

Im ersten Stock ging ich zur Kosmetikabteilung. Ich fühlte mich besser. Weniger belanglos. Ich wollte etwas für Gwens dünnes Haar. Einen schicken Kamm. Schildpatt. Oder eine Spange, um es zu halten. In letzter Zeit hatte es wild ausgesehen.

Ich blieb an jeder Theke stehen: Lancôme, Clinique, Revlon. Dauernd sprachen mich Frauen in weißen Kitteln an. Ob sie mir helfen könnten? Sie hatten harte, aber wunderliche Gesichter, als werde die Haut von irgendeinem unsichtbaren Draht gestrafft, der hinter ihren Ohren zusammengebunden war. Die Namen aller Verkäuferinnen, die deutlich sichtbar auf der Filene's-Plakette standen, endeten mit Vokalen: Bobbi, Veronica, Mindi. Die Frau an der Theke mit den Haarpflegeprodukten hieß Zoë.

«Ich suche ein Geschenk für eine Freundin mit extrem feinem Haar. In Ihrer Länge. Etwas, womit sie es zurückbinden oder hochstecken kann.»

Zoë nickte und begann, mir eine Auswahl vorzulegen. Ihr eigenes Haar war ziemlich glanzlos und von einem künstlichen Magentarot. Sie hielt es mit zwei Elfenbeinspangen aus dem Gesicht. Sie wirkte wie jemand, mit der man sich besser nicht anlegt. Ihre Augenbrauen waren nachgemalt.

Sie häufte Kämme mit schmalen Zacken an, mit denen man eine halbe Mähne zurückstecken konnte, Haarbänder aus Plastik und Stoff, bunte Spangen, die aussahen wie strapazierfähige Aktenklammern, und altmodische Nadeln für Haarknoten. Der letzte Gegenstand war ein gezahntes Haarband aus imitiertem Schildpatt, ein zwei Zentimeter breiter Reif, dessen einzelne Stäbchen sich auseinanderziehen ließen wie ein Akkordeon. Zoë sagte, man könne ihn wie einen gewöhnlichen Reif gleich hinter den Schläfen tragen oder aber doppelt nehmen, um einen Pferdeschwanz zu halten. Das wesentliche war, daß die gezackten Zähne die Haare festhielten.

«Perfekt», sagte ich. «Kann ich noch ein paar andere Farben sehen?»

«Es sind im wesentlichen nur diese Schildpattfarben.»

«Aber es gibt Variationen?»

Zoë blinzelte und breitete ein halbes Dutzend aus.

Die Unterschiede waren subtil. Chaotische Wirbel von Rot, Braun und Ocker. Ich verlangte weitere Muster. Zoë schien überrascht. Sie ließ die ersten sechs auf der Theke liegen. Die nächsten vier, die sie mir vorlegte, lehnte ich ab. Ich sagte: «Ich habe etwas ganz Spezielles im Sinn.»

«Offenbar.»

Ich entschloß mich für das fünfte, das dunkelste Braun, das sie mir gezeigt hatte. Zoë riß es mir beinahe aus der Hand. Als sie sich zur Registrierkasse umdrehte, stopfte ich eines der Haarbänder in meinen Ärmel.

Es kam total unerwartet. Ich hatte es nicht geplant.

Sie sagte: «Zahlen Sie bar oder mit Karte?»

Ich sagte: «Filene's Kundenkarte.» Ich tat so, als suche ich in meinen Taschen. «Sie muß hier sein.»

Sie seufzte, ehe sie sich umdrehte. «Ich hab's schon eingetippt.»

«Tut mir schrecklich leid.»

«Oben beim Kundendienst bekommen Sie eine Ersatzkarte, die Sie heute benutzen können. Das heißt, wenn Sie reguläre Karteninhaberin sind.»

«Bin ich.»

«Ich lege das hier für Sie zurück. Aber Sie müssen gleich wiederkommen.»

Das versprach ich. «In welchem Stock ist der Kundendienst?»

Zoë hielt drei Finger hoch.

Als kleines Mädchen hatte ich Angst vor Rolltreppen, vor allem vor dem Auf- und Absteigen. Syd pflegte vor den Gefahren loser Schnürsenkel zu warnen, aber selbst mit meinen spitzesten Ledersandalen dachte ich, die Rolltreppe würde mich einsaugen, die Zehen zuerst. Ich stellte mir vor, wie ich zwischen den Metallschlitzen zerquetscht und endlos verschwinden und wieder erscheinen würde. Nun dachte ich an Vergeltung. Schwester Geraldine hatte gesagt, keine Sünde bleibe unbestraft. Ich fragte mich, wann Zoë die Haarbänder zählen würde. Ich hatte etwas gestohlen! Das war noch erregender als Lügen – wie wenn man drei oder vier Tage hintereinander fastet, nur wirkte es schneller. Es hatte seine eigene Dynamik. Maeve würde sich freuen. Ich würde ihr Geschenk auf dieselbe Weise besorgen.

In der Wäscheabteilung suchte ich alle schwarzen Spitzenbüstenhalter in achtunddreißig D heraus, die ich finden konnte. Zwei stopfte ich hinten in meinen Hosenbund, die restlichen acht präsentierte ich der Verkäuferin bei den Anprobekabinen.

Sie war jung, schlank und unscheinbar: eine High-School-Schülerin, die sich ein bißchen Geld verdiente. Ich hatte überraschend wenig Angst, erwischt zu werden; Jahre guten Benehmens standen mir ins Gesicht geschrieben, waren meinen Bewegungen anzusehen. Die Verkäuferin zählte die BHs und reichte mir eine kleine Plastikkarte mit einer Acht darauf. Ihre Hände waren rot und rissig, die Nägel bis auf die Haut abgekaut. Dauernd schaute sie von meiner flachen Brust unter dem Pullover zu dem Häufchen schwarzer Büstenhalter. Ich wählte die entfernteste Kabine. Mein Atem ging heftig.

In der Anprobekabine nahm ich das Haarband aus meinem Ärmel und öffnete die Barbie-Schachtel. Ich legte das Band unter Barbies Füße und schob die Schachtel wieder in die große Filene's-Tüte. Dann überlegte ich es mir anders, machte die Schachtel wieder auf und nahm Barbie heraus. Sie war auf einem Stück Pappe befestigt. Ich biß den weißen Faden durch, der ihre Arme und Beine festhielt, und schmeckte den vertrauten Plastikgeschmack. Ich hatte Miss Mattel mehr als einmal belogen: Als kleines Mädchen hatte ich Barbie, Julia und Skipper gehabt, deren Haarlänge man verändern konnte, indem man auf einen Knopf auf ihrem Rücken drückte und das rotblonde Haar aus dem Kopf herauszog.

Ich schob Barbies Badeanzug herunter. Das hatten wir als Mädchen jeden Tag getan: unsere Puppen entblößt. Die haar- und warzenlosen Brüste waren seltsam tröstlich. Für immer straff. Ich spreizte Barbies Beine und fuhr mit dem Finger über ihren glatten Schoß. Wer hatte sich das nur für uns ausgedacht? Ich zog den Badeanzug wieder hoch und setzte Barbie auf die Bank neben Maeves Büstenhalter. Ich zog Pullover und Hemd aus.

Der erste der acht Büstenhalter war kratzig, ein schwarzes Dior-Modell mit dünnen Seidenträgern. Mit dem Rückenverschluß kam ich nicht zurecht; ich mußte ihn vorne einhaken und den BH dann herumdrehen. Die Träger hingen locker von meinen Schultern. Ich strich mir mit den Händen über die Brust, wie ich es Maeve hatte tun sehen. Der Drahtbügel fühlte sich an wie eine zusätzliche Rippe. Ich zog die restlichen neun Büstenhalter an, einen über den anderen. Dann mein Hemd, nur, um es einmal zu sehen. Mich mir so vorzustellen.

Was mir auffiel, war, wie weit sie auseinanderstanden, als seien sie kein Paar, sondern getrennte Einheiten. Meine ganze Faust paßte dazwischen. Ich dachte an Mrs. Wallach, die Verkäuferin bei Innuendos, wo Syd mit mir meinen ersten Büstenhalter eingekauft hatte; Mrs. Wallach hatte einen Busen, keine Brüste, einen durchgehenden Vorsprung, der aus ihrem untersetzten Körper ragte. Ich zog das Hemd aus und legte alle Büstenhalter ab bis auf einen, das Dior-Modell, das edelste, denn jedes Stückchen Spitze war geformt wie das Blütenblatt einer Rose. Und das unbequemste. Ich schob die Hände unter die Drahtbügel und hielt meine Brüste. Meine Hände fühlten sich kühl an im Vergleich zu der juckenden Spitze. Doch es war die Art von Unbehagen, mit der man leben kann; es verriet einem, was wo war. Diesen Büstenhalter würde ich für Maeve stehlen. Meine Brustwarzen waren hart wie Bohnen.

Ich zog mich wieder an. Button-down-Hemd und rund ausgeschnittener Pullover über dem BH. Einen stopfte ich wieder hinten in meine Hose, den Rest sammelte ich ein. Ich legte Barbie in ihre Schachtel zurück. Die High-School-Schülerin nahm meine Plastiknummer und zählte die Büstenhalter, ohne aufzublicken.

Ich fragte: «Wissen Sie, wie spät es ist?»

Sie hielt ihre Uhr hoch. Es war fünf Minuten nach vier. Einer ihrer Fingernägel hatte zu bluten begonnen.

«Ich bin spät dran», sagte ich, und sie nickte. Ich konnte sehen, daß sie sich am liebsten in Luft aufgelöst hätte. Ich konnte sie mir in ein oder zwei Jahren leicht in Seaview vorstellen. Auf dem Weg nach draußen zog ich den letzten BH aus meinem Hosenbund und warf ihn auf einen Verkaufstisch. Nach unten fuhr ich mit dem Aufzug, um Zoë nicht zu begegnen.

28

Ich habe Geschenke für euch», sagte ich. Die drei anderen waren bereits bei Brigham's und hatten sich in eine kunstledergepolsterte Nische gequetscht. Ich wollte ihnen alles genau erzählen, sogar von den Verkäuferinnen.

«Du kommst zu spät.» Maeve war stocksauer.

Ich sagte: «Bloß zehn Minuten. Außerdem habe ich für jede von euch ein Geschenk gestohlen.»

«Du hast gestohlen?» Sie sagten es alle gleichzeitig.

«Na ja, zwei von drei Geschenken», sagte ich.

«Warum?» fragte Louise.

«Ich weiß nicht. Es kam einfach über mich.»

Maeve lächelte. Sie sagte: «Wo ist die Beute?»

Ich nahm Barbie aus der Pappschachtel. Alle hielten den Atem an. Ich glitt neben Maeve auf die Bank. Louise saß mir schräg gegenüber, in die Ecke gezwängt. Gwen hatte weniger als einen halben Sitz. Ich reichte Louise die Puppe. «Ich dachte, sie würde dir gefallen.»

Sie hielt Barbie am Hals. «Ich hatte nie eine.» Sie schien nicht erfreut.

Ich sagte: «Sie ist fünfundzwanzig Jahre alt. Genauso alt wie ich.»

Louise sah nur vor sich hin. Keine Anerkennung. Kein Dank. Ich war überrascht, wie sehr mich das verletzte.

Gwen fragte: «Kann ich mal sehen?» Sie hielt Barbie wie ein Stück Glas, ihre dünnen Finger krümmten sich um die Taille. Sie sagte: «Früher habe ich alle ihre Kleider selbst genäht.» Sie knickte Barbies Hüften und Knie ein und setzte sie auf den Tisch.

Louise verdarb mir meine Geschenküberraschung. Ich nahm es ihr übel, daß sie so wenig liebenswürdig war.

Maeve sagte: «Laß uns den Rest sehen.»

Ich zog das Haarband aus der Schachtel.

Gwen wußte auf der Stelle, daß es für sie war. «Die Art habe ich am liebsten», sagte sie, und ihre Hände flogen über den Tisch.

«Ich war mir nicht sicher», sagte ich.

Gwen befühlte die Akkordeonrippen. «Die sind am besten für widerspenstiges Haar.»

Maeve sagte: «Zieh es an.»

Gwen schüttelte den Kopf. «Nicht hier.» Sie griff nach hinten, um ihren Zopf glattzustreichen. Eine Kellnerin kam und legte vier Platzdeckchen aus Papier auf den Tisch. Ich bat um Wasser.

Maeve schob mich aus der Nische und stand auf. «Verdammt, warum eigentlich nicht? Ich helf dir.»

«Das hier ist ein Restaurant», sagte Gwen. «Hier wird gegessen.»

Maeve nahm Gwen das Haarband aus den Händen. «Es ist nur eine Eisdiele», sagte sie.

Gwen benahm sich wie ein zahmes Vögelchen. Ihr Hals und ihre Schultern krümmten sich. Sie war ganz Körper und Kopf, ohne bleiche weiße Kehle, ohne zarte Schlüsselbeine. Maeve stand über ihr und löste den knotigen Zopf. Gwen schloß die Augen. Louise und ich sahen Maeves Händen zu.

Die Kellnerin kam mit Bestecken zurück, und Maeve bestellte zwei Bananensplits. Ich sagte: «Was ist mit dem Wasser?»

Louise fragte: «Maeve, was hast du mit deinen Haaren gemacht?»

Ich blickte hoch. Louise hatte recht; Maeve war irgendwie verändert.

«Bloß ein Haarschnitt.» Sie fuhr mit den Fingern durch Gwens glattes rahmfarbenes Haar.

Aber da war noch etwas. Maeve trug ein anderes Make-up. Ihre Zähne sahen heller aus. Ich fragte: «Und was noch?»

«Bei Lord und Taylor gab es einen Komplettservice. Gesichtspflege, Maniküre, Pediküre. Total luxuriös. Ich liebe es, wenn sie einem Wattebäusche zwischen die Zehen stecken.» Sie kämmte und kämmte, doch Gwens Haar stand nach allen Seiten hin ab.

«Ich dachte, dein Haar wäre überall gleich lang», sagte Maeve.

«Laß mich das machen», sagte Gwen und nahm ihr das Band aus der Hand.

«Wie du willst.» Maeve drängte mich in die Ecke und setzte sich wieder hin, während Gwen zur Toilette eilte.

Ich sagte: «Das muß ein Vermögen gekostet haben.»

«Was?»

«Der Komplettservice.»

«Sean hat bezahlt. Zum Schluß noch zehn Minuten Sonnenbank.»

Louise sagte: «Du weißt, daß das Krebs verursacht.»

Maeve zuckte mit den Schultern. «Wer schön sein will, muß leiden.»

So gefiel sie mir am wenigsten. Ich sagte: «Hat Sean zusammen mit seinen M&Ms eine Rundumerneuerung befohlen?»

«Ehrlich gesagt, Sean findet nicht, daß irgendwas erneuert werden muß», entgegnete Maeve. «Und außerdem gibt er keine Befehle.»

Louise fragte: «Wer ist Sean?»

Ehe Maeve antworten konnte, kam die Kellnerin mit zwei Bananensplits, einmal Schokolade, einmal Vanille. Sie stellte sie mit vier langstieligen Silberlöffeln auf den Tisch. Louise schob Barbie an die Wand.

Ich sagte: «Entschuldigen Sie bitte, ich hatte Wasser bestellt.»

Die Kellnerin wischte sich an ihrer rosa und braun verschmutzten Schürze die Hände ab. Ihre Augen richteten sich auf Körperteile, die meine Kleider nicht verbergen konnten – meine geäderten Hände, meinen Hals. Sie sagte: «Wasser. Richtig. Kommt gleich.»

Ich konnte mich nicht erinnern, wann ich zum letzten Mal einem Bananensplit so nahe gewesen war. Kirschsaft bildete rote Flecken auf der Schlagsahne. Nüsse waren darübergestreut. Alles roch ein bißchen chemisch.

Maeve fragte: «Wer will sich die Schokolade mit mir teilen?»

Louise und ich sahen einander an.

Maeve sagte: «Ich bin sicher, daß Gwen am liebsten Vanille mag.» Sie tauchte ihren Löffel in die bootsförmige Eisschale.

In diesem Augenblick kam Gwen zurück. Sie trug wieder ihren gewohnten Zopf und hielt das neue Haarband noch immer in der Hand. «Alice, ich hatte einfach nicht die Geduld. Ich trag's morgen. Ich verspreche es.»

«Du mußt nicht», sagte ich. «Ich dachte bloß ...»

«Aber es gefällt mir wirklich», sagte sie und setzte sich neben mich. «Wirklich.» Sie tätschelte meine Hand.

«Mir auch», sagte Louise. «Ich meine, vielen Dank. Vielen Dank für die Barbie. Danke, daß du an mich gedacht hast.»

Ich blickte zu Louise. «Gern geschehen.» Etwas in mir lokkerte sich. Ich lächelte. Sie lächelte zurück. Ich fragte: «Und was habt ihr heute nachmittag gemacht?»

Louise und Gwen tauschten Blicke.

Maeve sagte: «Das Eis schmilzt.»

Louise starrte auf das Bananensplit. «Ich habe auf einer dieser Inseln mitten in der Mall gesessen und versucht, nicht zu essen.»

Nie im Leben hatten mir dicke Leute leid getan. Sie hatten ihre Wahl getroffen, genau wie ich. Aber ich konnte Louises Mangel an Selbstkontrolle nicht begreifen. Es schien ein Leben ohne jede Lust. Als Schwelgerei maskierte Entsagung. Das machte mich traurig. Ich sagte: «Dann hast du nichts eingekauft?»

Louise nickte. «Wir haben eingekauft. Zuerst. Und dann haben wir uns hingesetzt.» Sie wies auf zwei große Tüten unter dem Tisch. «Hickory Farms» stand darauf.

Endlich kam die Kellnerin mit vier an die Brust gedrückten durchsichtigen Gläsern zurück. Sie beugte sich vor, um sie abzusetzen, und wir konnten ihr dürftiges Dekolleté sehen. Ich trank zwei Gläser.

Maeve schaute unter den Tisch. «Was ist in den Tüten?»

«Schweinefleisch.»

Maeve leckte ihren Löffel ab. «Noch mal.»

«Räucherwurst. Honigschinken. Frühstücksspeck.»

Maeve sagte: «Louise, du bist Jüdin. Magst du dieses Zeug überhaupt?»

«Eigentlich nicht. Deshalb hab ich's gekauft.»

Wir schwiegen. Gwen, Louise und ich teilten uns die beiden restlichen Gläser Wasser, während Maeve das Schokoladensplit aufaß. Ich dachte, es sei nicht möglich, Eis geräuschvoll zu essen, aber sie tat es. Das Vanillesplit schmolz und hinterließ eine rötlichgelbe Pfütze rund um das bootsförmige Silbergefäß. Die Kellnerin wischte sie auf, ging zwischendurch zweimal, um den Lappen auszuspülen, und sah jedesmal, wenn sie wiederkam, eine von uns an.

Als wir gehen wollten, wandte Maeve sich an mich. «Und wo ist meins?» Sie sagte das mit einer Zuversicht, als wüßte sie, daß ich das Beste bis zum Schluß aufgehoben hatte.

Ich dachte daran, so zu tun, als hätte ich kein Geschenk für sie. Doch noch während ich daran dachte, las sie meinen Gesichtsausdruck und lächelte. Ich sagte: «Mach die Augen zu.»

Sie bedeckte sie mit beiden Händen.

Ich schob die Hände hinter den Rücken, um den Dior-BH aufzuhaken. Louise und Gwen schauten verwirrt. Ich griff in meinen Ärmel, bis ich einen Träger fand. Wann hatte ich zum letzten Mal auf diese Weise einen Büstenhalter ausgezogen? Ich zog den ersten Träger übers Handgelenk und streifte auch den zweiten ab. «Du kannst die Augen wieder aufmachen.»

Zuerst sagte Maeve kein Wort. Dann einfach: «Alice.» Sie hielt die Spitze zwischen zwei Fingern.

«Gefällt er dir?»

Maeve hakte den schwarzen Verschluß zu und hielt den BH hoch, damit alle ihn sehen konnten. Er behielt seine Form, steif durch die Drahtbügel und die gut verarbeitete Spitze.

Gwen formte lautlos das Wort: «Entzückend.» Louise nickte.

Ich sah, wie sich der Phantombusen drehte und neigte.

Sie sagte noch einmal: «Alice.» Sie beugte sich zu mir und

küßte mich auf die Lippen. Kein schwesterlicher Kuß. Ich schmeckte Schokolade.

«Es ist Zeit zu gehen.» Ich stand auf.

Maeve sagte: «Wir haben die Rechnung noch nicht.»

Ich sagte: «Ich werde sie holen.»

Unsere Kellnerin stand bei einer fünfköpfigen Familie. Sie bestellten Cheeseburgers mit Frühstücksspeck und Diätcolas. Die Kellnerin war verärgert, weil ich sie störte; sie ließ mich stehen und warten, während sie sich alle Garstufen von mittel bis halb gar notierte. Ich hätte gern gesagt: Das ist ganz egal, sie braten sie doch, wie sie wollen, aber ich tat es nicht. Die Familie starrte mich an. Alle hatten sommersprossige Gesichter. Der kleinste Junge flüsterte seiner Mutter eine Frage zu; ohne den Blick von mir zu wenden, flüsterte sie eine Antwort. Als die Kellnerin endlich unsere Rechnung von ihrem Block riß, zerriß sie dabei das Papier, und ich ging freiwillig an die Kasse, um sie kleben zu lassen. Ich atmete auf dem ganzen Weg zur Vorderseite des Restaurants tief ein, und der Fettgeruch machte mir nichts aus; im Augenblick war Luft Luft.

Mir wurde bewußt, was ich von Maeve wollte, war nichts Physisches. Ich wollte sie nicht berühren. Ich dachte nicht andauernd an ihre Genitalien, ihre Lippen oder Brüste oder ihren Hintern. Und ich phantasierte nicht darüber, irgend etwas Bestimmtes zu tun, sie zu küssen oder anzufassen. Mein Verlangen nach Maeve war mehr wie das nach einem Kleid, das man sich innig wünscht. Es ist nicht das Ding an sich, das man sich wünscht, sondern das, was es bei einem bewirkt. Ich wollte das, was Maeve bei mir bewirkte.

Es war eine Erleichterung, das zu wissen.

Als ich an den Tisch zurückkam, sagte sie, wir hätten noch eine Station zu absolvieren.

Ich fragte: «Wieviel Uhr ist es? Es muß schon spät sein.»

Maeve zog Louises Tüten unter dem Tisch hervor und reichte mir eine. «Keine Sorge. Es dauert nicht lange.»

Louise bezahlte die Rechnung. Sie war die einzige von uns, die Bargeld dabei hatte.

29

Maeve trug die schwerere Tüte. Meine enthielt hauptsächlich Beilagen zum Fleisch – Crackers, Brot, Gläser mit winzigen Cornichons. Trotzdem spürte ich, wie ihr Gewicht an meinen Ellbogen zog. Ich drückte sie mit beiden Armen an die Brust. Wir gingen schnell. Es waren für einen Tag ziemlich viele Fußmärsche gewesen, und ich war müde. Meine Knie schmerzten. Lord & Taylor erhob sich quadratisch und weiß vor uns; ich nahm an, wir seien dorthin unterwegs. Maeve würde uns – auf geringfügige, aber bezeichnende Weise – verändern. Wir passierten den Osterhasen. Gwen blieb bei Louise, die nicht mitkam. Mit Maeve war die Mall weniger deprimierend. Wir kamen an einer Nachbildung der Uhr von Big Ben vorbei. Sie zeigte vier Uhr fünfunddreißig.

Ich sagte: «Wir werden den Bus verpassen.»

Maeve lachte. «Sie werden warten. Was soll der Fahrer denn sonst tun, einfach ohne uns abfahren?»

«Wäre möglich.»

Maeve schlang ihren freien Arm um mich. Sie war jemand, der gern berührte – wer immer in Reichweite war, es spielte keine Rolle. «Er würde seinen Job verlieren. Entspann dich.»

Gwen kam zu uns gerannt. «Louise sagt, sie hofft, daß wir nicht in eines dieser Bräunungsstudios gehen. Sie bekommt Sonnenbrand.»

«Kann ich mir vorstellen», sagte Maeve.

«Und ich auch», sagte Gwen. «Ich bekomme auch Sonnenbrand.»

«Das überrascht mich nicht. Schau, mach dir keine Sorgen. Wir lassen uns nicht bräunen.»

Ich fragte: «Wohin gehen wir?»

«Wir gehen ein Geschenk für dich besorgen. Alle anderen

haben eines. Wir können nicht abfahren, ohne etwas für dich zu finden. Das wäre nicht fair.»

Gwen blieb zurück, um es Louise zu sagen. Am Ende waren es nicht Lord & Taylor, sondern das Geschäft gleich daneben. Eine Brautboutique. Maeve drückte meinen Arm. Ich bekam den Mund nicht mehr zu. Gwen und Louise holten uns ein. Louise keuchte: «Hier?»

Die vorderen Vitrinen standen voll altmodischer Schaufensterpuppen, die zu einer Hochzeitsszene gruppiert waren. Der Fußboden im Inneren des Geschäfts bestand aus tiefrotem Velours, und zwei der Wände waren verspiegelt. Weil sie einander gegenüberlagen, sah man jedes Bild doppelt. Ich sah, wie wir vier uns vervielfachten. In jeder Version blieben unsere Körper genau gleich. Ich war noch immer die dünnste.

Sofort trat eine Verkäuferin zu uns. Sie trug ein hübsches beigefarbenes Cocktailkleid. Ihre Augen glitten über unsere Tüten mit Lebensmitteln. Ich wünschte, wir hätten sie nicht bei uns gehabt. Sie wies mit beiden Händen auf ihren eigenen eleganten Körper und erklärte: «Für eine informelle Hochzeit am Abend, die Brautmutter oder einen wichtigen Gast.» Sie kam mir bekannt vor. Ich versuchte mich zu erinnern, ob Syd und ich je in diesem Laden gewesen waren. «Was kann ich für Sie tun?» Sie schaute weiter auf die Lebensmittel. «Sie sind keine Brautmütter», meinte sie lachend.

Maeve lachte mit ihr. Sie stellte ihre Tüte ab. «Nein, sind wir nicht.»

Die Frau legte die Fingerspitzen gegeneinander. «Welche ist die Braut?»

Maeve nahm mir meine Tüte aus den Händen und stellte sie neben ihre auf den Velourssteppich. Sie schob mich nach vorn. «Alice ist die Braut. Ich bin die Ehrenjungfer, und diese beiden» – sie wies auf Gwen und Louise, die versuchten, sich den Schock über Maeves Lüge nicht anmerken zu lassen – «sind Brautjungfern. Es soll eine Schneeballhochzeit werden.»

Die Verkäuferin hörte aufmerksam zu.

Maeve sagte: «Wir brauchen alles für alle. Wir werden ein

bißchen Haut zeigen. Etwas Gewagtes für Alice. Nicht so ein langweiliges Kleid, wie es alle Bräute tragen. Nichts Bodenlanges. Kein Schleier, keine Schleppe, keine Petticoats. Wir wollen sie sehen.»

«Natürlich wollen Sie das», sagte die Frau. «Und Sie sollen es auch.» Sie lächelte. «Aber heute können wir höchstens einen Termin vereinbaren. Alle Anproben finden nur nach Voranmeldung statt.»

Ich wandte mich zum Gehen. Maeve hielt mich auf. «Wieso das?»

Die Frau verstärkte ihr Lächeln und bog die aneinandergepreßten Finger. «Wir beginnen mit den Unterkleidern, die Grundlage zuerst. Dann arbeiten wir uns zum eigentlichen Kleid vor. Miss ... eh, die Braut braucht auch eine Korsage. Man kauft ein Hochzeitskleid nicht so, wie man Jeans kauft.»

«Natürlich nicht», sagte Maeve mit strahlendem und schmeichlerischem Lächeln. «Kann ich Sie einen Augenblick sprechen?» Sie gingen zusammen ans andere Ende des Ladens. Maeve legte den Arm um die Verkäuferin. Louise, Gwen und ich beobachteten sie in den Spiegeln. Ich erinnerte mich jetzt an sie; sie war eine der wenigen Verkäuferinnen, die Syd nicht gemocht hatten. Sie hatte meine Mutter zu anspruchsvoll gefunden.

Als sie zurückkamen, war der Gesichtsausdruck der Frau weicher. «Nun, wenn Sie sich nur mal eine Vorstellung machen wollen», sagte sie, «sehe ich nicht, was dagegen spräche.»

Die Umkleidekabinen waren groß und boten genügend Platz für Sessel. Maeve und ich paßten bequem in eine, Louise und Gwen teilten sich die andere. Eine Assistentin befaßte sich mit ihnen, während die beigefarbene Frau Maeve Kleider reichte, die diese an mich weitergab.

Ich flüsterte: «Was hast du zu ihr gesagt?»

Maeve zuckte mit den Schultern. «Ach, weißt du, bloß, daß es wirklich viel bedeutet.»

«Ach, komm.»

«Ich sagte ihr, es ginge um Leben und Tod.»

«Wessen Leben?»

«Was spielt das für eine Rolle? Du bist jetzt hier, oder? So, und nun zieh diese Sachen aus.»

Maeve half mir bei allem. Unwillkürlich mußte ich an die zahllosen Verkäuferinnen denken, die in die andere Richtung geschaut hatten, während ich für Syd Kleider anprobierte. Sie empfahlen immer hochgeschlossene Kleider. Wir einigten uns auf das fünfte, ein Kleid im Stil der vierziger Jahre, völlig schulterfrei, körpernah, aber nicht zu eng, und dreiviertellang. Der Rock war in Kniehöhe ein wenig ausgestellt. Das Kleid hatte das gewisse Etwas. Es sah nicht nach nettem kleinen Mädchen aus. Maeve sagte: «Das ist es» und zog mir den Reißverschluß zu.

Ich sagte: «Ja, ich glaube auch.»

«Laß sehen.»

Ich drehte mich und lächelte.

Sie trat einen Schritt zurück. «Fabelhaft. Dreh dich weiter.»

Ich sah mich im Spiegel des Umkleideraums herumwirbeln. Ich wirkte glücklich. Maeve sah das auch. Als ich die Drehung beendet hatte, zog sie mich an sich. Ich konnte ihre Knochen gegen meinen Körper spüren. Sie war riesig und plüschig. Ich spürte einen Schmerz zwischen den Beinen. Als ob ich mich öffnen würde.

Ich wich ein wenig zurück. «Ich bin nicht sicher, ob du verstehst.»

«Was verstehe ich nicht?»

«Es ist kein physisches Verlangen. Ich will nicht... ich meine, ich will, was du für mich tust. So, wie ich ein Kleid wollen würde, das meinen Teint ausgleicht.»

«Du hast keinen Teint, der ausgeglichen werden müßte, Alice.»

«Du weißt, was ich meine.»

«Erklär's mir noch mal.»

«Ich weiß nicht, wie ich es anders sagen soll. Ich möchte das, was du für mich tust. Was du möglich machst.»

«Und was genau mache ich möglich?»

«Ich weiß nicht. Alles. Dies. Daß wir hier sind. Ein anderes Leben als das, das ich geplant hatte.»

Sie lockerte ihren Griff. Sie sagte: «Und was hattest du geplant?»

«Kann ich nicht sagen. Es ist eher so, als hätte ich geplant, was ich *nicht* will, und nicht, *was* ich will. Es war ein Ausleseprozeß – mein ganzes Leben war ein Ausleseprozeß.»

Maeve ließ mich los. «Herrgott, Alice. Willst du dein ganzes Leben so verbringen?»

«Wie?»

«In sexueller Anorexie?»

«Was soll das heißen?»

«Du hast zu Menschen die gleiche Beziehung wie zum Essen.»

Die Verkäuferin klopfte an die Tür. «Wie kommen Sie zurecht?»

«Gut», schrie ich beinahe. «Nur noch eine Minute.»

Zu Maeve sagte ich: «Bist du bisexuell?»

«Eigentlich nicht.»

«Nein?»

«Es ist einfach so, daß ich alles in den Mund nehme, was ich kann.»

Ich wußte nicht, was ich damit anfangen sollte.

«Aber du kannst dich entspannen. Ich schlafe nur mit Frauen, deren Titten größer sind als meine.»

Ich sagte: «Na ja, das muß die Auswahl ziemlich einschränken.»

«Leck mich», sagte sie. Und wir lachten beide.

Ich fühlte mich erleichtert.

«Also los.» Sie gab mir einen Schubs. «Du bist ein Knüller. Zeig's den anderen.»

Ich stolperte aus der Kabine. Im Hauptsalon reflektierten die Wände mein Bild. Ich hatte rote Flecken am Hals und im Gesicht. Gwen und Louise standen da und hielten rückenfreie Satinkleider in den Händen. Ich war erstaunt, wie sie mitmachten; sie konnten nicht wissen, was das alles bedeutete. Gwen kam herüber und befühlte den Stoff meines Kleides. «Exquisit», sagten ihre Lippen lautlos.

«Ihr seid beide fabelhafte Kumpel», sagte ich.

Gwen sagte mir, sie hätten nichts anprobiert; die Kleider für Brautjungfern hätten Louise nicht gepaßt. So hielten sie sie sich nur vor den Körper und einigten sich auf antikweißen Satin mit tiefem Rückenausschnitt und einer riesigen Schleife direkt über dem Hintern. Etwas, das keine von ihnen jemals tragen würde.

Ich sagte: «Sie sind perfekt.»

Maeve kam geräuschvoll aus unserer Umkleidekabine; sie trug das gleiche Kleid in ihrer Größe. Die beigefarbene Frau mußte es ihr gegeben haben. Aufgeregt trippelte sie hinter Maeve her. Nach all diesen häßlichen Hochzeiten endlich einmal jemand, die ein Kleid zu tragen wußte! Sie ließ sich von einer der Assistentinnen ein paar Kämme geben und steckte mit raschen Bewegungen Maeves Haar hoch. Der Spiegel fing das cremeweiße V ihres Rückens ein, die gebogene Wirbelsäule, die Andeutung der Rippen, die Vertiefung über dem vorstehenden Wirbel oberhalb ihrer üppigen Gesäßbacken. Und als sie sich umdrehte, ihre Hüften und die klare Zeichnung ihrer Brüste. Maeve faßte nach Louises Hand. Wir stellten uns in einer Reihe vor einer der verspiegelten Wände auf. Die Imitation einer Hochzeitsparty.

Ich konnte nicht glauben, wie schön das war. Wir vier, die einander bewunderten. Sich normale Leben vorstellten. Ich verlor mich in Maeves Vision, die alles möglich machte.

Und dann passierte etwas überaus Seltsames: Gwen fiel um. Aus keinem ersichtlichen Grund. Sie war nicht auf ihr Kleid getreten; sie war nicht gestolpert. In einer Sekunde sah sie uns noch aus dem Spiegel an, in der nächsten lag sie am Boden. Und sie fiel nicht nach vorn oder nach hinten; sie fiel auch nicht seitlich. Sie sank einfach in sich zusammen wie ein Gebäude, das gesprengt wird.

Teil V

30

Den meisten von uns begann es nach dem Ausflug in das Einkaufszentrum allmählich besserzugehen; er wurde zu einem mythischen Ereignis in meiner Erinnerung an Seaview, und alle anderen Geschehnisse teilten sich in solche *vor* und solche *nach* unserer Fahrt nach Hanover. Sie setzten uns auf Bewährung, offiziell, weil wir zu spät zum Bus zurückgekommen waren, inoffiziell wegen der Szene in der Brautboutique. Maeve bekam doppelte Bewährung. Die neuen Einschränkungen waren nicht recht klar. Im wesentlichen handelte es sich um den Entzug von Privilegien, die normalerweise verboten, informell aber erlaubt waren. Rauchen, Besuche in den Zimmern der anderen, Lesen nach zehn Uhr abends. Maeve durfte unsere Etage nicht mehr ohne Begleitung verlassen.

Unser aller Leben verlangsamte sich. Louise hörte auf, mein Abendessen oder das von irgend jemand anderem zu essen. Sie verzehrte ihre eigenen Mahlzeiten gemächlich und war gewöhnlich die letzte, die die Cafeteria verließ. Wenn sie aufstand, um ihren leeren Teller wegzubringen, konnte man ihre Traurigkeit sehen. Nicht die schnellen Tränen von vorher; es war ein trockener, alternder Kummer, der ihr Gesicht zeichnete. Maeve kotzte weniger. Sie sagte, es sei nur deshalb, weil sie nun strenger überwacht würde, aber sie schien der Täuschungsmanöver und der ruinierten Handtaschen wirklich müde. Freitags abends vor der großen gemischten Versammlung aber erbrach sie sich noch immer. Sie sagte, sie liebe das Gefühl, für die Jungen leer zu sein.

Ich fing an, mehr zu essen. Jeden Bissen zweiunddreißigmal zu kauen und dann zu schlucken. Ich war es hauptsächlich leid, gegen den Strom zu schwimmen. Meine Wachsamkeit erlahmte angesichts der Wachsamkeit der anderen: Gerts schales Lächeln, der Optimismus der Serviererinnen, die Lobsprüche, wenn sie sahen, daß ich mein Brötchen aß. Es wäre eine zu heroische Aufgabe gewesen, an meinem Kurs festzuhalten. Ich sagte mir, daß es keine Rolle spielte. Am Ende würde ich hier rauskommen und konnte meinen Glauben an Entbehrung wiederaufrichten.

Als ich meinen Teller zum ersten Mal leer aß, taten Maeve und Louise so, als merkten sie es nicht. Sie hielten an einer lächerlich lebhaften Diskussion über einen Exfreund von Maeve fest, den Louise in der letzten Reha-Klinik kennengelernt hatte. Maeve beugte sich ständig über den Tisch, um Louise anzufassen – das übliche Zupfen und Tätscheln –, und geriet versehentlich mit einer Brust in ihren Kartoffelbrei. Ich hatte meinen bereits aufgegessen. Ich bedeckte den leeren Teller mit einer Papierserviette. Wir hatten zum Abendessen geschmortes Huhn bekommen. Der gelbbraune Bratensaft zog Adern über den Keramikteller. Ein einzelner Pilz lag noch da, flach und rötlich, dessen schwarze Ränder sich kräuselten wie menschliche Haut. Ich trug mein Tablett zur Geschirrabgabe; es war wie einer dieser Träume, in denen die Kabinen einer öffentlichen Toilette keine Türen haben.

Gwen litt an Osteoporose. Das sagten sie uns zwei Tage nach dem Ausflug ins Einkaufszentrum. Sie wurde von einem Krankenwagen in die Medizinische gebracht, und ich hatte das Déjà-vu-Erlebnis, das man bekommt, wenn man sich an eine Erfahrung erinnert, die man nur aus Beschreibungen kennt – mein Herzanfall war Syds Geschichte, nicht meine. Sie sagten uns, Gwen habe Knochen wie eine alte Frau. Ihre linke Hüfte war in zwei Hälften zerbrochen, das Gewicht ihres schlanken Körpers war für das poröse Skelett zuviel gewesen. Es war schwer zu begreifen. Sie mußten es uns zweimal sagen. Sie beriefen eine Versammlung ein, alle drei Stockwerke plus Krankenschwestern und Psychologen und zwei Ärztinnen aus der Medizinischen. Wir drängten uns in den Vortragssaal. Eine Ärztin, eine Frau mit überraschend gelben Zähnen, erklärte uns anhand von Diagrammen, wie Frauen an Knochendichte verlieren, wenn sie zu bluten aufhören. Soviel wußte ich noch von Syds vorzeitigem Ovarialversagen. Wegen ihrer frühen Menopause mußte sie zu jeder Mahlzeit Kalziumtabletten einnehmen. Sie hatte angefangen, Milch zu trinken. Die Gefahr für alte Damen, erklärte die Ärztin in Seaview, sei nicht, daß sie stürzten und sich eine Hüfte brächen, sondern daß sie sich eine Hüfte brächen und dann stürzten. Gwens sieben Jahre ohne Periode bedeuteten sieben Jahre lang Kalziummangel. Sie war so brüchig wie von der Sonne getrocknete Äste. Als habe eine Dürre ihre Knochen gebacken.

Louise fragte, ob wir sie besuchen könnten. Gert sagte nein. Es gab halbherzige Einwände, erhobene Hände, ein rasch abklingendes Protestgemurmel. Die Wahrheit war, daß wir uns fürchteten, sie zu besuchen.

Hank und Gwens Eltern wurden gerufen. Sie trafen sich an einem Freitag nachmittag im Erdgeschoß mit Gwens Team. Wir erhaschten einen Blick auf Hank, als wir zum Fitneßraum unterwegs waren. Hank hatte Besuche versprochen, war aber nie gekommen. Er war nicht unattraktiv oder grazil, wie ich mir Oboisten vorgestellt hatte, sondern gut gebaut und sportlich. Maeve sagte, er sei der Typ, der herumspielt, aber nie erwischt wird, weil er so tugendhaft wirkt. Er sah gar nicht musikalisch aus. Aber Louise sagte, sie glaube, daß er nett sei. Sie waren sich an dem Tag in der Halle begegnet, und Hank hatte Louise aus Gwens Briefen erkannt. Sie begannen sich zu unterhalten. Als sie ihn fragte, wie es Gwen gehe, war er in Tränen ausgebrochen.

Gleich am nächsten Tag bekamen wir eine Nachricht von Gwen, persönlich überbracht von «Schwester», die nur zu diesem Zweck den ganzen Weg von der Medizinischen bis zu uns zurückgelegt hatte. Auf der Vorderseite der Karte waren junge Katzen abgebildet, die mit einem roten Wollknäuel spielten. Sie schrieb:

An alle – Bekomme intravenöse Abendessen und Hormone in Hülle und Fülle. Jede Stunde ein schönes Glas Milch. Liegen ist leicht mit der neuen Hüfte. Vermisse Euch alle. Sorgt Euch nicht. Seid brav. – Gwendolyn

Was mir Sorgen machte, war, daß die Ärztin sagte, es gebe keine Möglichkeit, einmal verlorene Knochendichte zu ersetzen. Es ging nur darum, nicht noch mehr zu verlieren.

Das Leben in Seaview ging weiter, obwohl wir uns alle wünschten, es würde innehalten, wünschten, es würde den Verlust von Gwen irgendwie würdigen, der sich drückend bemerkbar machte, auch wenn er nur vorübergehend war. Aber die Betreuer wollten – oder konnten – in ihrem unablässigen Bemühen um unser eigenes innerstes Leben nicht innehalten. Sie ließen uns über Gwen sprechen, aber sie ließen uns nicht dabei verweilen. Bei Maeve funktionierte das nicht – Gwens Zusammenbruch beschäftigte sie zutiefst. Nach ein paar Tagen versuchten sie Maeves Monologe über Osteoporose zu drosseln und das Gespräch wieder auf sie selbst zu bringen. Das machte sie wütend.

Trotz unseres Fehlverhaltens im Einkaufszentrum sprach mein Team darüber, das Besuchsverbot für Syd aufzuheben, und erörterte eine Familientherapie. Ich wog neunundvierzig Kilo. Louises Professoreneltern hatten einer Familientherapie zugestimmt; ihre Tochter hatte dreizehn Kilo abgenommen. Queen Victoria war entlassen worden – wir sahen die Enkelkinder im Auto, als ihre Familie sie abholte. Cass ließ uns vom Fenster des Gruppenraums aus winken. Amy behauptete, sie werde am Dienstag in zwei Wochen entlassen. Niemand glaubte ihr. Alle paar Tage gab es neue Gesichter. Ich machte mir nicht die Mühe, sie kennenzulernen.

Maeve stürzte sich in eine Romanze mit Sean. Sie hatte zwei offizielle Verweise erhalten. Noch einer, hieß es, und sie sei draußen. Sie schien sich nichts daraus zu machen; ich fragte mich, wer wohl für ihre Behandlung bezahlen mochte. Sie sprach nie über ihre Familie, nicht einmal in der Gruppentherapie. Die Romanze war ziemlich zahm und bestand hauptsächlich aus Briefchen und Händchenhalten beim Freitagabendtreffen. Immer, wenn die Betreuer lange genug wegsahen, nutzten Sean und Maeve das aus. So hatten sie etwas zu tun. Das Personal ignorierte sie entschlossen. Da Maeve die Abteilung nicht ohne Begleitung verlassen durfte, war ich der Hauptkurier für ihre Botschaften. Genau das wollte ich: Maeves Aufmerksamkeit, ohne von ihr verfolgt zu werden. Ich machte mir keine Sorgen über meine Gefühle oder unsere Umarmung im Umkleideraum der Brautboutique. Und Maeve tat das offensichtlich auch nicht. Verführung war einfach ihre Art, mit Leuten umzugehen; es bedeutete nichts. Meine eigene Verknalltheit schmolz zu Freundschaft, der übliche Verlauf. Die anderen gaben Kommentare darüber ab, wie nahe wir uns standen. Gert sagte, wir hielten zusammen wie Pech und Schwefel. Ich war ungeheuer erleichtert.

Wir suchten nach Möglichkeiten, die Zeit zu messen. Die Tage waren sich alle gleich. Besonders, seit uns das Einkaufszentrum verboten war – selbst die Wochenenden waren Wiederholungen. Nur in der Kunsttherapie konnten wir unsere Fortschritte oder doch wenigstens die Länge unseres Aufenthalts abschätzen.

Louise war als erste mit ihrer Zeichnung fertig gewesen, obwohl Cass ihre Arbeit nicht akzeptierte. Sie hatte ihren Umriß komplett ausgemalt, und zwar ausschließlich in Schwarz. Sie hatte alle schwarzen Stifte verbraucht. Cass war der Ansicht, die Zeichnung sei nicht fertig.

«Aber ich möchte nichts hinzufügen», sagte Louise nüchtern, als ginge es nur um eine ästhetische Frage.

«Niemand von uns ist eindimensional», sagte Cass. «Konturen, Texturen sind nötig. Ich möchte die Zeichnung erst wieder sehen, wenn sie voller ist, vielschichtiger. Versuchen Sie's. Lassen Sie Ihrer Vorstellungskraft freien Lauf.»

Zuerst starrte Louise bloß auf den Körperumriß, so wie sie auf ihre Mahlzeiten starrte. Dann bat sie Cass eines Tages um eine Münze und fing an, ein Muster in die schwarze Fläche zu kratzen. Sie wollte keiner von uns ihren Plan verraten. Sie hatte genug abgenommen, um bequem auf dem Fußboden arbeiten zu können. Sie bedeckte drei Viertel ihres geschwärzten Umrisses mit einem zweiten Bogen Papier, legte sich direkt auf die Zeichnung und arbeitete jeweils an einem Viertel. So konnten wir nicht sehen, was sie machte, und sie schützte ihre Kleider vor den allgegenwärtigen schwarzen Stiftkrümeln.

Maeves Figur war am weitesten von der Fertigstellung entfernt. Sie benutzte Papiermaché, um ein realistisches, wenn auch übertriebenes Abbild ihres Körpers zu schaffen. Es hatte etwas Karnevalhaftes an sich. Wilde Farben für ihr Fleisch: Rot, Purpur, Grün. Sie nahm sich einen Körperteil nach dem anderen vor und formte zuerst das Papiermaché, um es anschließend zu bemalen. Maeve mußte sich immer versichern, wie jeder Teil wirkte, ehe sie fortfuhr, als fehle es ihr an Glauben an das Ganze; sie wollte bei jedem Schritt Beweise, ehe sie weiter investierte. So entstand ihre Gestalt Glied um Glied.

Nach tagelanger Untätigkeit hatte ich beschlossen, meinen Körper so genau wie möglich wiederzugeben, aber ohne Haut. Cass hatte meine Wolken-Idee – Bänke von Nimbus-, Zirrus- und Kumuluswolken – zunichte gemacht. Ich hatte gerade den Umriß meiner ersten Wolke entworfen, einer hauchdünnen Zirruswolke anstelle meiner Gesichtszüge, als sie sich bemüßigt fühlte, eine frühere Schülerin zu erwähnen, die sehr erfolgreich Wolken gezeichnet hatte. Sie erwähnte das wie eine schlichte Information, als würde es mich nicht stören, nicht einmalig zu sein. Ich war tagelang in der Klemme. Dann hatte ich etwas, das Cass als «Durchbruch» bezeichnete. Ich hatte darum gebeten, in der Medizinischen ein Anatomiebuch ausleihen zu dürfen. Sie sagte, Phantasie sei ihr lieber als Genauigkeit. Also konzentrierte ich mich auf das Herz-Kreislauf-System. Wenn ich die Augen schloß, konnte ich die Plakate und Tabellen aus der Herzabteilung vor mir sehen, das auffallende rosa Herz und Meter über Meter roter Adern. Ich bat um Farben und Pinsel.

Und jede Nacht in meinen Träumen sah ich Gwen fallen.

31

Sean wurde entlassen. Das kam ziemlich überraschend. Er hätte achtundzwanzig Tage bleiben sollen, aber in letzter Minute lehnte seine Versicherung die Kostenübernahme ab (sie hatten früher schon eine Rehabilitation bezahlt), und er mußte auf der Stelle gehen, nach nur einundzwanzig Tagen. Er ließ es mir über einen Freund ausrichten, als ich mit Maeves nächster Nachricht erschien. Als ich ihr die Botschaft überbrachte, war Sean schon seit fünf Stunden nicht mehr im Gebäude.

Zuerst schien sie am meisten bestürzt über die Tatsache, daß es so überraschend gekommen war. Sie hatte keinen kosmischen Schauder verspürt, als er Seaview verlassen hatte, und das war ihr unangenehm. Als hätten wir, ihr Publikum, Telepathie von ihr erwartet. Doch dann, im Laufe der nächsten paar Tage, schien sie Sean zu vermissen. Was mir seltsam vorkam. Sie hatten jede Woche insgesamt neunzig Minuten unter Aufsicht zusammen verbracht. Ihre Trauer, die sich hauptsächlich in einer mürrischen Gleichgültigkeit uns gegenüber ausdrückte, schien größer als der Verlust selbst.

Eine Woche nach Seans Entlassung traf ein Brief für Maeve ein. Sie trug ihn den ganzen Tag mit sich herum und las ihn in jeder freien Minute wieder, einschließlich Mittag- und Abendessen. Wir wurden es müde, sie zu fragen, was darin stünde; sie antwortete nie. Am nächsten Tag hatte sie eine lange Zusammenkunft mit ihrem Team. Ihr Status der doppelten Bewährung sollte erneut erörtert werden. Erst nach dem Abendessen stieß sie wieder zu uns. Auf unsere Frage, wie es gegangen sei, sagte sie nur: Gut.

An diesem Abend, eine volle Stunde nach dem Lichterlöschen, klopfte Maeve an meine Tür. Es war kein richtiges Klopfen; sie tippte mit den Fingern gegen den Türrahmen. Ich stand auf und band meinen Morgenrock zu, einen langen Flanellmantel, den Syd mir geschenkt hatte. Geschenke hatten sie nicht verbieten können, und Syd hatte mir eine Fülle von praktischen Sachen geschickt – weiche Frotteehandtücher, Duftseifen, Kaschmirsocken und einen schwarzgrün gestreiften Morgenmantel. Ich öffnete die Tür einen Spalt, und Maeve drängte sich herein.

«Zieh dich an», sagte sie.

Ich tastete nach dem Lichtschalter und blinzelte.

«Wir gehen aus», sagte sie. «Beeil dich.»

Sie war vollkommen angekleidet: ein hautenges Kunstlederkleid und hochhackige Schuhe. Ich fragte: «Bleibst du so?»

«Wieso, gefällt es dir nicht?»

Maeve winkte mit Seans Brief. Sie las drei lange, unverständliche Absätze darüber vor, daß er ohne sie nicht leben könne. Mir wurde klar, daß sie diese bescheidene Korrespondenz vor uns geheimgehalten hatte, um unser Interesse anzufachen. Bei Maeve war Zurückhaltung immer das Vorspiel der Zurschaustellung; wieso hatte ich das vergessen? Im letzten Absatz erwähnte Sean das Depot, eine Bar, die anderthalb Kilometer von Seaview entfernt war. Er schrieb, er gehe jeden Abend hin.

«Soviel zur Nüchternheit», sagte ich.

«Er trinkt bloß Ginger-ale.»

«Oh», sagte ich.

«Du machst es ja schon wieder.» Maeve ging zu meiner Kommode. «Dieses ‹Oh›.» Sie zog die Hälfte meiner Blusen und Pullover heraus und warf sie aufs Bett. «Hast du nichts Hübsches?»

Ich fing an, die verstreuten Kleidungsstücke wieder zusammenzufalten. Ich tu das auf eine spezielle Art; niemand anders macht es jemals richtig. Ich fragte: «Und wie kommen wir zu dem Lokal?»

«Sean fährt uns.»

«Hast du vergessen, daß sie nachts abschließen?»

Sie hielt drei Schlüssel hoch.

«Wo hast du die her?»

«Seans Bruder ist Spezialist für Sicherheitssysteme.»

«Er ist was?»

«Schlosser. Sie haben sie mit der Post geschickt.»

«Sie? Soll das ein Doppelrendezvous werden?»

«Scheiße, Alice, tu mir den Gefallen, ja? Kannst du mir einen verdammten Gefallen tun? Ich hab genug für dich getan.»

«Ich soll den dämlichen Bruder unterhalten, während du den Abend damit zubringst, dich auf der Herrentoilette von Sean vögeln zu lassen, ja?»

«Alice, das würde ich niemals tun.»

«Natürlich würdest du! Du hast es hier auch schon gemacht, und du hast es verdammt nötig!»

«Okay. In Ordnung. Ich würde es tun, aber ich werd's nicht machen, ich versprech's dir. Schau, wir werden Poolbillard spielen. Die Jungen gegen die Mädchen. Ich bin eine großartige Billardspielerin. Zwei Spiele, und dann gehen wir nach Hause. Nein, drei. Drei Spiele höchstens. Um Himmels willen, ich halte dir den ganzen Abend die Hand, wenn du willst. Das gefällt ihnen ohnehin.»

«Maeve!»

«Alice, bitte!» Sie kniete tatsächlich nieder. Was nicht einfach war in dem engen Kleid; sie mußte sich am Bettrand festhalten und ein Bein nach dem anderen abknicken.

Ich sagte: «Sei nicht so gönnerhaft zu mir.»

Sie sagte: «Bitte, komm mit.»

Ich sagte: «Behandle mich nicht so, wie du die anderen behandelst. Steh auf.»

«Ich hab Angst, allein zu gehen.»

«Steh auf!»

«Ich möchte so schrecklich gern gehen.»

«Du hast vor gar nichts Angst.»

«Doch, natürlich hab ich Angst.»

«Vor was zum Beispiel?»

«Ach, ich weiß nicht. Wie soll ich das ausdrücken? Zum Beispiel davor, nicht gesehen zu werden», sagte sie.

«Du wirst doch gesehen! Du wirst gesehen! Jeder sieht dich – mein Gott, wer kann dich übersehen?»

«Zum Beispiel die Psychoklempner.»

«Bitte. Wen sehen die schon?»

«Okay, dann du. Du siehst mich nicht.»

«Natürlich sehe ich dich. Ich sehe dich in diesem Augenblick vor mir auf den Knien. Bitte, steh auf.»

«Wenn du mich wirklich sehen würdest, dann würdest du auch sehen, wie dringend ich das brauche.»

«Bist du derartig in Sean verknallt?»

«Nein.»

«Was dann?»

Sie stand vom Boden auf. Es war nicht gerade anmutig. Ihre Knöchel schwankten in den Schuhen. «Ich halt's in dieser Scheißklinik keine Minute länger aus.»

«Warum?»

«Einfach so.»

«Aber warum auf einmal?»

«Gwen.»

Da wurde ich ruhiger. Ich starrte auf meine zwei Nummern zu weiten Hosen nieder. Für eine Weile sprachen wir nicht.

Dann sagte sie ganz sachlich: «Ist dir die Ironie schon aufgefallen, daß wir die Therapeuten hier als Seelenklempner bezeichnen? Ich meine, ich weiß, daß das heutzutage jeder sagt. ‹Seelenklempner› bedeutet Therapeut, ‹Klempnern› bedeutet Therapieren. Aber das ist deren Job hier, weißt du: Sie sollen tatsächlich an uns *herumklempnern.*»

«An mir nicht.»

«Doch.»

«Wieso?»

«An deinem Ego.»

Ich blinzelte. Ich konnte nicht glauben, daß sie das gesagt hatte.

Sie stemmte beide Hände in die Hüften. «Ihr Anorektikerinnen! Ihr seid ja immer über alle erhaben.»

32

Der Parkplatz war riesig, ein graues Meer mit Hunderten von ordentlichen gelben Streifen. Hohe Tafeln markierten verschiedene Parksektionen von R bis Z. Wir mußten uns also auf dem hinteren Teil des Parkplatzes befinden. Er war leer bis auf drei gigantische Müllcontainer, die offen in der äußersten Ecke standen, jeder in einer anderen Grundfarbe. Maeve sagte, der rote gefalle ihr am besten. Sie forderte uns auf, einen auszusuchen, so wie Kinder das tun, als würden wir sie in Besitz nehmen, indem wir wählten. Ich nahm Blau. Für Sean blieb nur Gelb. Er sagte, die Müllcontainer seien farbcodiert, und zwar für verschiedene Arten von medizinischem Abfall. Er sagte, er habe oft von dem kleinen quadratischen Fenster seines Zimmers aus zugesehen, wie die Pfleger die verschiedenen Arten von toxischen Abfällen hinausfuhren. Ich war überrascht, daß er das Wort «toxisch» kannte, bis mir einfiel, daß er Feuerwehrmann war.

Es regnete. Dicke, fette Tropfen, die wir niederplatschen hörten. Wir hatten keine Mäntel mitgenommen, nichts Unnötiges. Seans Bruder Pat hatte hinter den Müllcontainern geparkt – aus Angst, man könnte sie sehen –, und wir mußten durch den Regen laufen. Maeve konnte in ihren Schuhen kaum richtig gehen. Sean legte ihr seine Red-Sox-Jacke aus Satin über die Schultern und einen Arm um die Taille. Maeve nahm meine Hand. Ich bibberte.

Maeve hatte in meiner gesamten Garderobe nichts Hübsches gefunden. Sie wollte schon eine ihrer eigenen Blusen für mich holen gehen, als Sean ankam. Er warf einen Kieselstein gegen mein Fenster im ersten Stock, das vielleicht sechzig Quadratzentimeter maß. Maeve ließ mich in ihre verschränkten Hände steigen, damit ich aus dem Fenster winken konnte. Als wir die Treppe hinunter zum Notausgang neben dem Fitneßraum geschlichen waren, wurde mir klar, wie sehr sie mit meinem Einverständnis gerechnet hatte: Sie hatte Sean mein Fenster statt ihres eigenen bezeichnet.

Die große Stahltür war auf Alarm geschaltet, das heißt, sie war unverschlossen, man konnte sie aufdrücken, aber dabei ertönte ein Alarm, der nicht nur Ärzte und Schwestern herbeirief, sondern auch die Polizei und die Feuerwehr. Der zweite von Seans Schlüsseln paßte. Sean wartete vor der schweren Tür. Stolz sagte er, Pat habe gemeint, das Sicherheitssystem sei nicht sonderlich schwer zu überwinden. Er klebte ein Stück Isolierband über das Schloß, damit es nicht einschnappen konnte und wir wieder hereinkamen.

Der Bruder war eine etwas dämlicher aussehende Version von Sean. Das gleiche rote Gesicht und Haar, aber er war eher pummelig statt robust. Sein Körper war dicker und weicher, sein Gesicht offen. Im Gegensatz zu seinem Bruder hatte Pat nicht die scharfen, kokaingezeichneten Züge. Er öffnete die Beifahrertür des Kleinlasters und half uns hinein. Es war ein alter Wagen, ein Chevrolet, glaube ich, mit einer breiten, geflickten Sitzbank anstelle der Schalensitze. Der dünne Schaltknüppel vibrierte auf dem metallenen Boden, und Büschel gelber Wattierung quollen aus den Löchern der Polsterung. Die Sitzbank war nicht breit genug, um vier Personen bequem Platz zu bieten, aber wir quetschten uns alle hinein. Pat setzte sich auf den Fahrersitz; seine riesige, lethargische Hand lag wie eine Klaue auf dem Knopf des Schaltknüppels. Ich setzte mich daneben und nahm so wenig Raum ein wie möglich; dann kamen Maeve und Sean, sie, wie vorherzusehen, auf seinem Schoß. Während der ganzen Fahrt konzentrierte ich mich darauf, mit den Knien nicht den Schaltknüppel zu berühren, während Pat sich pausenlos für die Schäbigkeit des Kleinlasters entschuldigte, wobei seine Stimme das Klappern des Metalls übertönte. Ich konnte spüren, wie wir alle vier so taten, als bemerkten wir Maeves vorsichtiges Herumrutschen auf Seans Schoß nicht; wir konnten seine Erektion zwar nicht sehen, wußten aber trotzdem, daß sie da war. Wir spürten ihre Anwesenheit im Fahrerhaus des Kleinlasters fast wie eine weitere Person, für die wir beiseite rückten, einen weiteren Zuhörer für Pats zerknirschte Stimme.

Das Depot lag schräg gegenüber dem Greyhound-Busbahnhof, ein langes, flaches Gebäude, das wie ein Eisenbahnwaggon bemalt war. Ein echtes Leuchtsignal von einer echten Bahnstrecke stand am Eingang. Draußen vor dem Lokal waren ein paar große amerikanische Schlitten und andere, neuere Kleinlaster geparkt.

Pat ging voran, um die Tür aufzuhalten. Sean hielt seine Jacke über uns wie einen riesigen Regenschirm. Ich berührte Maeves Ellbogen. «Drei Spiele, nicht? Und dann gehen wir nach Hause.»

«Entspann dich», sagte sie und zog ihr Kleid herunter, das während der Fahrt hochgerutscht war. «Und red nicht von zu Hause.»

«Sie werfen uns raus», flüsterte ich.

«Ich bin schon halb draußen.»

«Sie werfen *mich* raus.»

Sie blieb stehen und wandte sich um, um mir voll ins Gesicht zu sehen. Ihre Augen hatten ihr Grün wieder verloren, die Pupillen waren flach und groß wie Vierteldollarmünzen.

«Dich nicht. Sie sind zu scharf darauf, dich zu heilen, Alice. Schau doch, wie sie dich schon gemästet haben.»

Das war das erste Mal, daß sie absichtlich gemein zu mir war.

Sean drängte uns mit sanftem Druck weiter. Als wir drinnen waren, verstummten die üblichen Bargeräusche – das Klicken der Billardkugeln, die Musik aus der Jukebox, Männerstimmen, das Klirren von Bierflaschen. Pat und Sean bewegten sich wie auf einem Footballfeld, Pat voran, der uns durch den Rauch und die Menge der in Denim gekleideten Körper lotste, Sean zur Deckung hinter uns. Köpfe drehten sich nach uns um, Gespräche verstummten; die einzigen anderen Frauen in der Bar sahen aus wie verbrauchte Dreißigerinnen. Es gab drei gut gepflegte Pooltische, poliertes Holz mit leuchtendgrünem Filz.

Wir fanden freie Stühle, und die Jungen legten ihre Jacken

darüber, um sie zu reservieren. Maeve schickte Pat an die Bar, um Drinks zu holen – einen Tom Collins für sie, eine Shirley Temple für mich –, und dann mußte Sean einen Pooltisch requirieren. Dafür gab es ein bestimmtes Protokoll und außerdem eine lange Warteschlange. Maeve bestand darauf, daß die wartenden Männer uns den Vortritt ließen, und sie taten es. Sean gab ihnen Geld dafür. Während er die letzten Arrangements traf, begann Maeve eine Übungsrunde. Sie ergriff das erste Queue, das ihr angeboten wurde. Sie brauchte nur Sekunden, um auf die Kugeln zu zielen und zu stoßen. Sie knatterten wie Gewehrfeuer, wie diese nach Schwefel riechenden Knallkörper aus der Kindheit.

Ich sagte: «Du hast also keine Witze gemacht, du spielst wirklich gut Billard.»

Sie lächelte und drehte die Spitze ihres Queues in einem der kleinen blauen Töpfchen mit Kreide, die mich an Lidschatten erinnerten. «Man kann davon leben», sagte sie. Sie bewegte sich selbstsicher, den Blick auf die harten bunten Kugeln konzentriert, und stellte sich deren Bahnen vor. Sie versenkte sogar eine Kugel: Die weiße stieß gegen drei Filzbanden und dann gegen eine blaue Kugel, die sie in eine Tasche beförderte. Maeve bewegte sich irgendwie anders.

Ich sagte: «Du verdienst doch nicht deinen Lebensunterhalt mit Pool?» Ich lachte nervös. Ha. Ha.

Sie sagte: «Nein.»

Wir lächelten beide. Ha. Ha. Ich lachte wieder.

«Aber merk dir eins, Alice: Wenn Männer professionell Pool spielen, dann verlieren sie gewöhnlich die ersten paar Spiele, aber Frauen, die spielen, müssen sofort gewinnen. Sonst nimmt man sie nicht ernst, und sie bekommen nie ein Spiel.»

Mir war sehr, sehr kalt.

Sie holte eine Dose Talkumpuder unter dem Tisch hervor und bestreute das Queue damit. Sie puderte sich die Hände. Ihre Handgelenke und Finger waren locker.

Was ich nicht verstand, war, wieso sie mir so plötzlich so überaus fremd geworden war. «Kann ich dich was fragen?»

«Natürlich.»

«Du bist gar nicht Bibliothekarin, oder?»

Sie schüttelte den Kopf.

Die Kugeln rollten eilig in ihre Taschen, glitten nach dem anfänglichen Klick lautlos über den Filz. Zweimal ging Maeve ein Stoß daneben.

Als der Tisch leer war bis auf die weiße Kugel, fragte ich: «Warum hast du gesagt, du wärst Bibliothekarin?»

«Weil ich wollte, daß ihr mich mögt. Die Leute mögen, was sie kennen.»

«Weiß sonst noch jemand in Seaview, daß du nicht Bibliothekarin bist?»

«Nur Louise.»

«Weiß Louise alles?»

«Mehr als die meisten.»

«Warum Louise?»

Maeve zuckte mit den Schultern. «Sie stellt keine hohen Ansprüche.»

Pat brachte die Drinks – alle vier in seiner linken Hand. Es waren zwei Shirley Temples, eine für mich, eine für Sean, jede mit einer Orangenscheibe und einer Kirsche garniert. «Wir sind uns gar nicht richtig vorgestellt worden», sagte er. Er streckte mir die massige Rechte entgegen. «Pat. Donovan.»

«Alice. Alice Forrester.»

Unwillkürlich dachte ich: Das ist ein netter, netter Mann. Aber ich wußte, daß es keine Rolle spielte. Wir konnten uns nicht miteinander messen. Zumindest ich nicht. Unerlaubt aus Seaview abgehauen. Dafür würde Syd mich umbringen – all das Geld, das sie ausgegeben hatte. Gestrandet in einer Bar. Maeve in diesem lächerlichen Kleid. Völlig abhängig von den guten Absichten zweier Männer, die, so nett sie auch waren, auf irgendeine Art von Belohnung gehofft haben mußten. Einer davon – vielleicht sogar beide, was wußte ich denn schon? – ein Drogensüchtiger. Und Maeve, nicht wiederzuerkennen in ihrer Gier. Ich dachte an alles, was ich mit Bedacht aufgegeben hatte: Hunger, Bedürftigkeit, Abhängigkeit jeder Art. Wie nur hatte sie mich übertölpelt? Wie hatte sie mich hierhergebracht, so weit von jeder Sicherheit entfernt? Ich fühlte mich total allein. Nicht allein im Sinn von eingeschlossen in mir selbst. Allein im Sinn von weit offen, wehrlos. Mehr als alles andere auf der Welt wünschte ich mir, ein vertrautes Gesicht zu sehen. Und dann, aus dem Nichts, war eines da.

Ich spürte die plötzliche Erleichterung in meiner Brust. Eine Welle der Erleichterung. Ich ließ Pats Hand los und ging einen halben Schritt auf die Person zu. Wer war es? Ein Mann. Das Gesicht erkannte ich nicht sofort. Ein Bekannter aus dem College? Ich brauchte eine Sekunde. Er kam näher.

Es war Dr. Paul.

Das ganze Universum schrumpfte zusammen.

«Hallo, Miss Forrester», sagte er. «Hallo, Miss Sullivan. Das ist aber eine Überraschung!»

33

Unglaublich, er schloß sich uns an. Er sagte, er würde liebend gern Pool spielen. Er schüttelte Sean die Hand und fragte nach seinem Job. Er sagte: «Ich hoffe, Sie haben sich wieder gut eingelebt.» Alle waren wie versteinert. Er lächelte Maeve und mir zu. Er verbeugte sich. «Zu Ihren Diensten, meine Damen.» So ließ er uns wissen: Er konnte uns beide vernichten, wenn er wollte. «Ich bin kein großer Poolspieler», gestand er. «Wer bringt es mir bei?» Unschuldig schaute er von einer zur anderen.

Er wollte uns nicht vernichten: Er wollte etwas anderes. Natürlich wußten wir, was das war.

Maeve sagte: «Klar bringe ich es Ihnen bei.»

Sean ging mit Pat an die Bar, um ihm die Situation zu erklären. Maeve und ich beobachteten, wie sie sich stritten, konnten die Worte nicht verstehen, begriffen aber den Sinn der wütenden Gesten. Pat knallte sein Glas auf den Tisch. Sean machte beschwichtigende Bewegungen, schwenkte die Hand vor seinem Gesicht wie ein Hula tanzendes Mädchen. Pat verfluchte seinen Bruder, stieß Umstehende beiseite und bahnte sich einen Weg zur Tür des Depots.

Maeve begann Pauls Lektion mit Queue und Kreide. Sie nahm den Talkumpuder heraus. Sie wußte instinktiv, wie man mit Macht umging, wie man sie behandelte, sich Zugang verschaffte. Es war, als bewege sich ein Scheinwerfer plötzlich von einem Nebendarsteller auf den Star, der unerwartet aus der Kulisse auf die Bühne getreten ist. Merkwürdigerweise schien es ihr nichts auszumachen.

Dr. Paul war ein ernsthafter Schüler, der sich kein Wort entgehen ließ. Maeve bog seine dicken Finger zu einem Griff für die Spitze des Queues. Ich sah das Entzücken auf seinem Gesicht, als sie das dicke Ende des Queues nahm und durch seine

Finger schob. Sean und ich schauten benommen zu. So vieles hatte sich so schnell verändert. Maeve war jetzt Dr. Pauls Rendezvous. Ich gehörte zu Sean. Seine Angst war stärker als seine Wut, aber nicht stärker als sein Verlangen, das jetzt wie eine Blase war, wie ein schmerzhafter Abszeß am Schenkel. Steifbeinig ging er um den Pooltisch herum.

Dr. Pauls Lektion dauerte eine Weile. Als er bereit war, hatte er keine Hemmungen mehr, Maeve anzufassen – ihre fleischigen Oberarme, die flachen, sommersprossigen Handgelenke. Einmal legte er eine Hand auf ihre Hüfte.

Wie Maeve versprochen hatte, spielten die Jungen gegen die Mädchen. Acht Kugeln. Sie war besser als wir drei anderen zusammen.

Unser Team gewann das erste Spiel schnell. Maeve machte bis zum fünften Stoß keinen Fehler. Dann versenkte Sean zwei Kugeln, Paul und ich keine. Als Maeve wieder spielte, versenkte sie den Rest.

Die Männer in der Bar wurden auf uns aufmerksam. Ein paar feuerten Sean an. Eine Gruppe von Zuschauern bildete sich um unseren Tisch, und ich konnte hören, daß Wetten abgeschlossen wurden.

Wir gewannen das zweite Spiel fast so schnell wie das erste. Dr. Paul versenkte zwei Kugeln, doch bei der dritten mißlang es ihm. Ich setzte das Queue an und verfehlte die Kugel gänzlich; das Queue schien mir aus der Hand zu springen. Sean kam herüber, um mir zu zeigen, wie man es richtig macht. Er legte seine massigen Arme um mich. Dr. Paul lächelte und ließ eine Hand auf Maeves Kreuz ruhen, erfreut, daß die Besitzverhältnisse in seinem Sinne geklärt waren. Er flüsterte ihr etwas ins Ohr.

Seans Lektion war gut; ich versenkte meine Kugel. Maeve klatschte. Sean bemühte sich, gute Laune zu zeigen; er klopfte mir auf den Rücken. Ich stotterte und hustete. Meine nächste Kugel rollte über den Tisch und versenkte eine gegnerische Kugel. Sean gelangen drei Treffer hintereinander; sie hatten sechs von sieben. Maeve versenkte all unsere verbleibenden

Kugeln, dazu noch die schwarze, die Acht, eine nach der anderen. Mehrere Männer spendeten Beifall.

Jemand in der Menge sagte: «Sie hat wirklich geschmeidige Hände.»

Dr. Paul gestand seine Niederlage ein, mit ausgebreiteten Armen und großmütigem Lächeln. Ich erinnerte mich an Maeves ersten Tag, als ich nach unten gegangen war und sie bei ihm angetroffen hatte. Da hatte er die gleiche falsche Bescheidenheit an den Tag gelegt.

Maeve reichte ihm ihr Queue und sagte: «Wir gehen uns frischmachen. Wie wär's mit einem weiteren Drink, wenn wir wiederkommen?»

Der Waschraum war klein und schmutzig, wie üblich in Bars mit vorwiegend männlicher Kundschaft. Maeve nahm mich mit in die einzige verwahrloste Kabine und hieß mich vor die hölzerne Tür stehen, die kein Schloß hatte. Sie schloß den Deckel der Toilette und setzte sich, die Hände im Schoß. Der Waschraum stank. Sie sagte: «Bist du okay?»

«Geht so. Mir dreht sich der Kopf.»

«Mir auch.»

«Du hast ja ganz schön aufgedreht», sagte ich.

«Und ich halte mich nicht schlecht, wenn ich mich selbst loben darf.»

«Du scheinst ja mächtig stolz auf dich zu sein.»

«Kann sein.»

«Das macht dir doch nicht etwa Spaß?»

Maeve verschränkte die Arme vor der Brust. «Einmal hatte ich einen Freund, der Footballtrainer an einer High-School war. Er verriet mir, daß das Geheimnis einer erfolgreichen Footballmannschaft in der Fähigkeit besteht, sich plötzlicher Veränderung anzupassen. Nur darum geht es hier, Alice: Ich passe mich plötzlicher Veränderung an.»

«Ich will nach Hause.»

Sie fuhr auf. «Das ist kein Zuhause! Nenn es nicht Zuhause.» Sie schrie.

Ich konnte spüren, wie die Panik hochstieg. Gert sagte, Sucht nehme viele Formen an. Konnte dies eine sein? Diese Liebe zum Exzeß? Ich sagte: «Ich möchte gehen. Ich will nicht ... ich kann es mir nicht leisten, rauszufliegen.»

Sie setzte sich wieder hin. «Ich weiß nicht, warum du es so eilig hast, wieder nach Seaview zu kommen. Glaub mir, es läuft dir nicht weg. Außerdem fangen wir gerade erst an.»

«Was soll das heißen?»

Sie öffnete ihre zusammengelegten Handflächen. Eine kleine Glasphiole lag in der fleischigen Vertiefung einer Hand. Sie war dunkelbraun und fast undurchsichtig.

«Ist es, was ich glaube, daß es ist?»

«Ganz recht.»

Ich hatte noch nie Kokain genommen. Oder sonst eine Droge. Falls man nicht meine Hungerei als solche ansehen wollte. «Ich meine, du hättest gesagt, Sean wäre clean.»

Sie hielt die Phiole in das schummrige Licht des Waschraums. «Ist er auch. Das hat mir der gute Doktor geschenkt.»

«Das glaube ich dir nicht.»

«Er möchte sicherstellen, daß wir es nett haben.»

«Soll das heißen –»

«Er will mich vögeln.»

«Großer Gott.»

«Entspann dich, Alice, sei kein solcher Angsthase. Männer tun das. Vor allem die Kleinen, Unscheinbaren. Das gibt es seit Jahrhunderten, um Himmels willen, wo hast du denn gelebt? Und solange Männer Frauen Kokain zugeschoben haben, damit sie sich vögeln lassen, haben Frauen ihr Kokain genommen und sich nicht vögeln lassen. Ich werd damit fertig. Glaub mir, ich bin schon mit anderen Sachen fertig geworden. Dieser kleine Troll von einem Mann ist ein Nichts.»

Maeve schraubte den Verschluß auf. Daran war ein dünnes Metallstück befestigt. Sie benutzte das silberne Stäbchen, um das Pulver umzurühren. Es sah aus, als koche sie eine Miniaturmahlzeit. Ich stellte mir den winzigen Kuchen vor, der dabei herauskommen würde. Sie nahm etwas Kokain auf das gerundete Ende des Stäbchens, führte es an das rechte Nasenloch, hielt einen Moment inne und schnupfte dann. Das weiße Zeug verschwand. Sie kniff das linke Auge zu und drückte beide Nasenlöcher zusammen. Wiederholt zog sie dann mit der Nase Luft ein, wie man schnieft, wenn die Nase läuft. Es war das erste Mal, daß ich sie etwas völlig ohne Anmut tun sah. Sie schraubte die Phiole wieder zu. «Du bist dran.» Sie reichte sie mir.

Ich rührte mich nicht.

Maeve fragte: «Was ist los?»

Ich zuckte mit den Schultern.

«Sag nicht, du hättest das noch nie gemacht.»

Ich schüttelte den Kopf.

«Alice, was *hast* du denn in den letzten Jahren getan?»

«Kalorien gezählt», erwiderte ich. «Wirklich, das war mehr oder weniger ein Fulltime-Job.»

Sie lachte. Für ein paar Sekunden war sie die Maeve, die ich kannte. Sie lächelte, stand auf und begann wieder in der Phiole zu rühren. Sie sagte: «Ich möchte, daß du langsam durch die Nase ausatmest. Wenn die Luft ganz draußen ist, halt den Atem an, und ich halte dir den Löffel unter ein Nasenloch. Dann atmest du scharf ein. Du schnupfst, wie man das nennt. Halt dir das andere Nasenloch mit dem Daumen zu.» Ihre Stimme klang belehrend. Sie hätte mir auch zeigen können, wie man Diamanten schleift, so sorgfältig ging sie vor.

Ich tat genau, was Maeve sagte, atmete aus und hielt mir ein Nasenloch zu, aber als sie sich meiner Nase näherte, geriet ich in Panik, atmete ein und dann wieder aus. Das Kokain flog auf Maeves Haar und Kleid.

«Scheiße», sagte sie. Sie schaute nach unten. Sie leckte ihre Finger und versuchte, das Kokain von ihrem Kleid zu wischen. Es rutschte an dem Kunstleder hinunter auf den Boden. Sie hob den Kopf. «Komm her», sagte sie.

«Was?» Es gab keinen Platz in der engen Kabine. Maeve stand direkt vor mir.

«Komm her.»

Ich tat einen halben Schritt auf sie zu und trat ihr sofort auf die Zehen. «Siehst du», sagte ich.

Sie nahm ein kleines Häufchen Kokain auf den Löffel und verschloß die Phiole dann. Sie leckte an einem Finger und berührte das weiße Pulver damit. Es blieb kleben. «Mach den Mund auf», befahl sie.

Ehe ich protestieren konnte, hatte Maeve einen Arm um meinen Hals gelegt und mir den nassen Finger in den Mund geschoben. Sie rieb das Kokain an meinen Gaumen. Es schmeckte bitter und metallisch wie abgenutzte Münzen. Sie öffnete die Phiole erneut; das war schwierig, weil mein Kopf gegen ihre Schulter drückte. Ich bewegte mich nicht. Sie nahm ein weiteres Häufchen Kokain und strich mir damit über das Zahnfleisch im Oberkiefer. Es wurde gefühllos wie nach Novocain. Ich blickte auf. Maeves Gesicht hatte einen seltsamen Ausdruck, eine Mischung aus Befriedigung und Schmerz. Sie lehnte ihr Gesicht an meines. Erst dachte ich, sie halte Ausschau nach Spuren von weißem Pulver. Statt dessen küßte sie mich.

Ein wirklicher Kuß: mit vollen Lippen, Zunge, Zähnen und nach Whiskey duftendem Atem. Ihre Zunge war dicker, als ich für möglich gehalten hätte. Sie füllte meinen Mund – die Spitze, die geäderte Unterseite, die Ränder. Die rauhe Oberseite mit den Geschmacksknospen. Sie fuhr mir über die Zähne und über das taube Zahnfleisch. Dann zog sie sich einen Augenblick zurück und sah mich an. Ihre Augen blickten leer, ihre Oberlippe war ein kleines bißchen hochgezogen. Eine Sekunde lang dachte ich: Weiß sie überhaupt, wer ich bin? Sie küßte mich wieder. Diesmal konnte ich keine besondere Partie meines Mundes spüren, nur sie in mir. Sie rammte mir die Zunge in den Mund und zog sie wieder heraus, und unsere Zähne stießen zusammen. Ich fühlte mich komisch. Ich wollte, daß sie aufhörte. Ihre Hand legte sich um meinen Hinterkopf und zog an meinen Haaren. «Weißt du, was ich tue?» fragte sie.

Ich schüttelte den Kopf, aber sie packte mein Haar fester, und ich mußte stillhalten.

«Ich ficke deinen Mund», sagte sie.

Es fühlte sich an, als fliege mein Hinterkopf davon. Ich schloß die Augen, und sie machte noch eine Weile weiter.

34

Maeve verkündete, nach dem dritten Spiel müßten wir gehen. Dr. Paul schien einverstanden. Er schaute auf seine Cartier-Uhr. Es war ausgemacht, daß er, nicht Sean, uns nach Hause fahren würde. Zum ersten Mal an diesem Abend hatte ich das Gefühl, atmen zu können. Vielleicht würde es doch nicht so schlimm ausgehen. Vielleicht hatte Schwester Geraldine unrecht: Vielleicht blieben einige Sünden, Dummheit etwa, unbestraft. Nur Sean war niedergeschlagen. Während Dr. Paul überlegte, welche Kugel er anpeilen sollte, lächelte Maeve ihm zu. Sein Verlangen war akut. Maeve vergab ihren ersten Stoß absichtlich. Sean tat dasselbe. Dr. Paul und ich spielten mit Entschlossenheit – wir wollten beide gehen –, aber das verbesserte unser Spiel nicht. Dr. Paul schlug die weiße Kugel glattweg vom Tisch; mit einem Klacken landete sie auf dem Holzfußboden. Nach mehreren Anläufen versenkte ich nur zwei Kugeln.

Das Kokain hatte mich anscheinend nicht weiter beeinflußt, außer daß es mich zum Schweigen brachte – meine Lippen, meine Zunge und mein Zahnfleisch waren wie Gummi. Nicht, daß ich etwas zu sagen gehabt hätte. Maeve schien ebenfalls unverändert. Sie war weder lauter noch überschwenglicher. Was bewirkt Kokain denn, dachte ich, wenn es uns nicht verändert? Das hohe Pfeifen hinter meinen Ohren? Die Art, wie meine Augenlider herabsanken, sich aber nicht schließen wollten? Auf dem grünen Filztisch lagen Fusseln, die ich vorher nicht bemerkt hatte. Drehte sich die ganze Aufregung darum: um diese Steigerung der Sehschärfe? Vielleicht hatte ich nicht genug genommen. Ich konnte verstehen, daß manche mehr wollten.

Es war eine Überraschung gewesen, die Damentoilette zu verlassen und nicht beachtet zu werden. Vielleicht war das der Kick beim Koksen: Man konnte sehen, was alle anderen nicht sahen. Es gab keinen einzigen Kommentar über unsere geröteten Gesichter, über Maeves Augenränder. Ich war besorgt gewesen, als wir endlich ins Lokal zurückstolperten: Würden sie es uns ansehen? Aber die Männer schienen nicht wahrzunehmen, was wir getan hatten.

Was hatten wir getan?

Maeve hatte mich geküßt.

Nein. Wir hatten uns geküßt.

Die Wahrheit war, daß ich ihren Kuß erwidert hatte. Meine Zunge hatte ihre gesucht.

Es war nicht einmal angenehm gewesen wie die Küsse mit Ronald in der High-School, sondern drängend, beharrlich, extrem. Es fühlte sich eher notwendig an als gut. Wie eine Körperfunktion.

Ich hatte immer gedacht, so etwas wäre einem – wäre mir – sofort anzusehen. Als ich durch die Tür des Waschraums nach draußen ging, lag das Wort «Lessi» zwischen meiner Zungenoberfläche und dem Rand der unteren Vorderzähne – an der Stelle, an der ich mit dem L beginnen würde, wenn ich es aussprach. Ich hatte Angst, das Wort werde als Antwort auf irgendeine harmlose Frage aus meinem Mund fallen: «Hast du schon einmal Pool gespielt?»

«Lessi», würde ich sagen.

Nicht «lesbisch» oder «homosexuell».

«Noch eine Shirley Temple?»

«Lessi.» Es würde mir wieder entschlüpfen.

Das Wort aus der siebten Klasse. Nicht die Wörter, die ich im College gelernt hatte über sexuelle Präferenzen und alternative Lebensstile und Frauen, die Frauen lieben. Nicht die Wörter der Erwachsenen.

Bei allem, was ich mir je für mich selbst vorgestellt hatte, war dies niemals vorgekommen. Doch dann wurde mir bewußt: Ich liebte keine Frauen. Ich liebte Maeve.

Gab es dafür ein Wort?

Das glaubte ich nicht.

Was die Sache leichtermachte.

Vielleicht war es nur ein geringer Unterschied. Es war mir egal. Ich klammerte mich daran fest.

Endlich gewann Maeve. Ich seufzte erleichtert auf; jetzt würden wir nach Hause gehen.

«War's das?»

«Das war's.» Maeve nickte. Sie reichte Paul ihr Queue. «Wir müssen jetzt gehen.»

Ich gab ihm meines ebenfalls. Auch er war erleichtert. Er hatte genug vom Billard; er wollte, was als nächstes kam. Er trug die drei Poolqueues zur nächsten Wand mit Halterungen. Während Paul die Queues wegräumte, legte Sean den Arm um Maeves Taille und zog sie durch die Menge. Sie gingen! Ihre Köpfe wippten über einem Feld voller Arbeitshemden. Mein Herz hüpfte hektisch in der Brust, und ich dachte, ich würde sterben. Sie waren fast an der Tür. Ich legte eine Hand auf den Mund; ich stieß auf und schmeckte mit Kirschen gesüßtes Ginger-ale und bittere Münzen. Ich spürte einen Schmerz in der Brust. Ich würde nicht einfach sterben; Dr. Paul würde mich umbringen.

Aber sie gingen nicht. Sie blieben links vor der Eingangstür des Depot stehen. Ich reckte den Hals. Die Jukebox. Sean beugte sich über den Automaten. Ich drängte mich vorwärts. Sean steckte Münzen in den Schlitz. Maeve fuhr mit der Hand über die Glasfront und drückte dann mehrere Nummern. Den ganzen Abend lang hatte ich die Musik nicht wahrgenommen; sie hatte geklungen wie ein einziger Song: wie Kreischen von Glas auf Metall.

Es gab keine nennenswerte Tanzfläche, nur genug Platz, um zu stehen und Songs auszuwählen. Maeve hatte eine süße alte Motown-Melodie gefunden, vermutlich die einzige in der Box. Sean schlang beide Arme um ihre Taille und spreizte die Finger über ihren Rippen. Sie wiegten sich auf der Stelle. Man konnte es kaum als Tanzen bezeichnen. Ich mußte die Augen abwenden. Dr. Paul nicht. Er hatte es durch die Menge geschafft und stand nun neben mir, die Hände in den Hüften; er wandte keinen Blick von den beiden. Er trat von einem Fuß auf den anderen. Ich vermied es, ihn anzusehen.

Maeve tanzte mit geschlossenen Augen und halb geöffnetem Mund. Fühlte Eifersucht sich wie Abscheu an? War es das? Ich konnte Dr. Pauls Wut neben mir spüren. Wir haßten einander. Beide übriggeblieben.

Als der Song endete, ließ Maeve Sean los. Dr. Paul trat vor. Irgendwie brachte Maeve es zuwege, daß die Männer sich die Hand gaben wie gutmütige Onkel, die sich die Braut teilen. Dr. Paul schob sie auf die Tür zu. Ich trottete hinterher und sah mich über die Schulter nach Sean um. Ich war keine Expertin in diesen Dingen, aber ich glaubte, Verzweiflung zu sehen.

Die Luft draußen fühlte sich gut an, erfrischend. Es war kälter geworden. Der Regen hatte sich in Aprilschnee verwandelt – keine richtigen Flocken, sondern Schnee, der naß wie Regen herunterkam. Ich hatte angefangen, still zu zählen: Wie lange würde es dauern, bis wir sicher in unseren Betten in Seaview waren? Ich war bei neununddreißig. *Vierzig. Einundvierzig. Zweiundvierzig.* Maeve summte leise vor sich hin.

Dr. Pauls Auto war hinter dem Depot geparkt, daher hatten wir es bei unserer Ankunft nicht gesehen. Es wäre uns aufgefallen. Es war himmelblau, halb so groß und halb so ordinär wie eine Corvette, aber mit der gleichen Neigung und Rundung der Motorhaube. Maeve kannte den Namen der Automarke, und sie sprach ihn laut und anerkennend aus, aber es war zu spät. Als Dr. Paul die Beifahrertür aufschloß und sie aufhielt, kletterte ich schnell auf den Rücksitz. Maeve setzte sich vorne hin, lehnte sich hinüber und öffnete seine Tür. Nachdem er eingestiegen war, sagte er nichts, sondern wies mit einer Geste auf den Sicherheitsgurt. Im Auto roch es sauer. Ich dachte, er schwitze, aber vielleicht war es nur die Regenfeuchte unserer Kleider. Von meinem Platz aus wirkte seine Schädeldecke wie poliert.

Ich konnte Dr. Pauls Wut und Enttäuschung in jeder Geste sehen. Seine fleischige Hand umklammerte und ließ den Schaltknüppel los, in einem Rhythmus, der mir eine merkwürdige Sehnsucht nach Sean und Pats schäbigem Kleinlaster einflößte. Maeve tat so, als bemerke sie Dr. Pauls Wut nicht. Sie kurbelte das Fenster hinunter und streckte den Kopf nach draußen. Der

Nachthimmel war gelblich vom Schnee. Sie atmete tief ein; der Schnee besetzte ihr Gesicht. Paul ließ den Motor warmlaufen. Ich beobachtete, wie sich seine Hände vom Steuerrad zum Schaltknüppel bewegten. Ich fragte mich, wie oft am Tag er sie wohl waschen mochte. Selbst die Ränder seiner Fingernägel waren leuchtend weiß. Er sagte Maeve, sie solle das Fenster hochkurbeln. Ich zählte. *Siebenundachtzig. Achtundachtzig. Neunundachtzig. Neunzig.* Wir setzten uns in Bewegung.

Er fuhr sehr schnell. Der Wagen beschleunigte mühelos. Er ließ den Schaltknüppel nicht los und ging jedesmal bis in den höchsten Gang. Es wäre weniger mühsam gewesen, in einem niedrigeren Gang zu fahren – wir waren auf Vorstadtstraßen, und schließlich schneite es. Aber er schaltete wieder und wieder und wieder. Man konnte sehen, daß er es absichtlich tat.

Wir parkten vor demselben Notausgang. Als Maeve die Autotür öffnete, um auszusteigen, packte Dr. Paul sie. «Warten Sie», sagte er. «Ich möchte mit Ihnen reden.» Er hielt ihr linkes Handgelenk fest umklammert.

Maeve lehnte sich wieder zurück. Schneeflocken wehten durch die offene Tür herein. «Reden Sie.»

«Allein.»

Maeve seufzte. «Alice», sagte sie. Sie klang müde. «Würdest du Paul und mich einen Moment allein lassen?»

Ich sagte: «Maeve ...»

«Es dauert nur einen Augenblick, da bin ich sicher. Nicht wahr, Paul?»

Er starrte sie an. «Höchstens zwei Minuten», sagte er.

Ich entgegnete: «Ich glaube nicht, daß das eine gute Idee ist.» *Dreihundertsiebzehn. Dreihundertachtzehn.*

Maeve entwand sich Dr. Pauls Griff. Sie drehte sich auf ihrem Sitz um. «Steig aus», sagte sie zu mir. «Gib uns eine Minute.»

Ich schüttelte den Kopf.

«Je eher du aussteigst, desto eher kommen wir wieder rein.»

«Mir gefällt das nicht.»

«Die Fähigkeit, sich plötzlicher Veränderung anzupassen», flüsterte sie.

Ich fing an zu weinen.

Sie schob ihren Sitz nach vorn, um mich aussteigen zu lassen.

Ich fröstelte, sobald ich auf das Pflaster trat. Der Schnee fiel in nassen Klumpen, als würden zwei, drei Schneeflocken im Hukkepack herunterkommen. Dr. Paul griff an Maeve vorbei und schloß die Tür hinter mir. Ich hörte, wie er sie absperrte. *Dreihundertzweiunddreißig. Dreihundertdreiunddreißig.* Er legte einen Gang ein und stob davon. Ich hörte zu zählen auf.

Der Wagen sah aus wie ein Spielzeugauto, als er über den Parkplatz kurvte, ein hübsches himmelblaues Spielzeugauto, das hinter den Müllcontainern vorbeifuhr, zuerst an Maeves bevorzugtem, dem roten, dann an meinem, der von einem dunkleren Blau war als das Auto. Er hielt hinter dem Container, der in Maeves albernem Spiel Sean zugefallen war. Dr. Paul hätte einen anderen gewählt, wenn er das gewußt hätte. Er war kanariengelb, die Farbe, die Gwen in der Kunsttherapie für ihr Haar benutzt hatte. Die drei Container standen gestaffelt, jeder ein paar Meter hinter dem anderen; der gelbe war der entfernteste von den dreien. Maeves war der nächste, leuchtend und voller Warnungen. Rot stand für infektiösen Abfall, hatte Sean gesagt.

Sie schienen kilometerweit weg.

Ich war seit Jahren nicht mehr gerannt, und es fühlte sich schrecklich an. Die Knochen in meinen Beinen stießen gegen die Haut, als bewegten sie sich nicht im Gleichklang, sondern in entgegengesetzte Richtungen. Meine Muskeln wabbelten wie Gelatine, schlaff. Hatten sie sich von den Knochen gelöst? Meine Knie und Knöchel knackten. Etwa nach der Hälfte des Weges mußte ich innehalten, um Atem zu schöpfen. Ich hatte stechende Schmerzen in meiner Seite; mein Magen saß in meiner Kehle. Ich ging und rannte, ging und rannte. Meine Mokassins kniffen mir in die Zehen.

«Scheiße», sagte ich. «Scheiße, Scheiße, Scheiße.»

Von nahem waren die Container doppelt so groß wie ich. Monstermäuler aus irgendeinem High-Tech-Actionfilm. Als ich Pauls Auto erreichte, war ich völlig durchnäßt. Auspuffgase dampften in weißen Wolken hinter dem Wagen; die Fenster waren beschlagen. Ich übergab mich. Etwas, das ich seit Jahren nicht mehr getan hatte. Maraschinogesüßtes Ginger-ale und Orangenfruchtfleisch. Der Geschmack von Münzen blieb. Ich beugte mich vor, die Hände auf den Knien, und erbrach noch mehr. Nur Galle. Sie landete auf dem Boden zwischen meinen Füßen und bespritzte meine Schuhe.

Zum ersten Mal in meinem Leben wollte ich riesig sein, absolut riesig. So groß wie einer der Container, so groß wie drei Seans übereinander. Ich wollte groß genug sein, um den Wagen zu packen und über den Parkplatz zu schleudern. Ich wollte mich auf Paul setzen und ihn mit meinem Gewicht zermalmen. Ich wollte hören, wie sein Brustkasten zerbrach.

Ich wischte mir am Blusenärmel den Mund ab und ging zum Wagenfenster. Ich konnte nichts erkennen. Ich ballte die Faust und klopfte an Maeves Fenster, bis meine Knöchel zu bluten begannen. Ich rannte auf die Fahrerseite und schlug mit der Handkante dagegen. In meinem Körper war keinerlei Kraft. Wie hatte ich das zulassen können? Wie kam es, daß ich mir nie vorgestellt hatte, einmal stark sein zu müssen? Wenn nicht für mich, dann wenigstens für jemand anderen? Ich zog einen Schuh aus, balancierte auf einem Bein und schlug mit dem Schuh gegen Pauls Fenster. Ich glaubte, von drinnen ein Geräusch zu hören. Ich zog den Schuh wieder über den nassen Strumpf und kletterte auf die Motorhaube. Sie war zu glitschig, um aufrecht zu stehen. Ich legte mich quer vor die Windschutzscheibe, das Gesicht gegen das Glas gedrückt. Vielleicht konnte ich sie so beschämen, daß sie aufhörten. Von drinnen ertönte ein lautes, unverkennbares Geräusch. Ich dachte, ich würde mich wieder übergeben. Eine Minute verging. Die Beifahrertür öffnete sich, und Maeves Füße und Beine glitten heraus. Sie beugte sich vor, um ihre Schuhe anzuziehen. Als sie sich aufrichtete, zitterten ihre Schenkel. Sie fuhr sich mit der Hand über die Knie. Sie schloß die Autotür, ohne zurückzublicken. Ich kletterte von der Motorhaube.

Sie wirkte überrascht, als sie mich sah, überrascht über die

Container, überrascht über die kalte Luft. Die Schneeflocken erschreckten sie. Ihre ganze Erscheinung, vor allem aber ihr Gesicht sahen eingeschrumpft aus. Sie hatte etwas in der Hand und schaute es mit spöttischer Miene an. Ich konnte durch den klumpigen Schnee nicht sehen, was es war. Sie schwankte in ihren Schuhen. Der Wagen setzte zurück. Dr. Paul hatte es eilig. Er fuhr weg.

Ich begann laut zu schluchzen. Maeve öffnete den Mund und rammte sich die Finger in den Hals. Sie brauchte sich nicht einmal vorzubeugen. Sie wölbte nur leicht den Rücken, und Tom Collinses flossen aus ihr heraus. Eine Sekunde lang sah sie aus wie ein richtiger Brunnen. Aber dann sah sie so aus, wie sie wirklich war: durchfroren, naß, aufgelöst. Sie erbrach ein zweites, dann ein drittes Mal. Ich heulte im Schneeregen.

Als sie mit dem Erbrechen fertig war, kam sie zu mir. Ich weinte so heftig, daß ich keine Luft mehr kriegte. Mein Herz hämmerte. Meine Schläfen schmerzten. Maeve zeigte mir, was sie in den Händen hatte: zwei perfekte Zahnreihen. Sie schob sie sich wieder in den Mund und lächelte. Ihre schönen Modellzähne ohne jeden bulimischen Belag waren die ganze Zeit falsch gewesen. Sie wölbte ihre Hände über meinen Mund. Ihre Finger rochen nach Erbrochenem, aber in der kleinen, warmen Höhle, die sie mit ihren Händen bildete, bekam ich wieder Luft. Sie legte einen Arm um meine Taille und zog mich der Klinik entgegen.

35

Unsere Schritte hallten in dem leeren Gang. Maeve meinte, wir sollten die Schuhe ausziehen.

«Was ist passiert?» Ich lehnte mich gegen sie und zog einen Mokassin aus. «Ich dachte, du hättest gesagt, daß du mit allem fertig werden kannst?»

«Bis jetzt haben sie uns nicht erwischt, oder?»

Ich schnaubte verächtlich. Es tat gut, Maeve anzuschnauben. «Du weißt, das ist nicht das, was ich meine.»

«Er hatte mehr in der Hand, als ich dachte.»

«Du sagtest, du hättest schon Schlimmeres bewältigt.» Ich haßte sie, weil sie sich geirrt hatte.

«Er hat gesagt, er würde uns verraten. Und Sean ebenfalls. Wenn ich nicht kooperativ wäre. Er hat Akten, er könnte sich mit Seans Arbeitgeber in Verbindung setzen.»

«Also hast du . . .» Ich begann wieder zu weinen.

«Um Himmels willen, Alice. Ich hab es genauso für dich getan wie für mich.»

«Das hättest du nicht sollen. Du hättest das nicht für mich tun sollen. Mir wäre es lieber, sie würden uns rausschmeißen.»

«Na, danke. Danke, daß du es mir sagst. *Jetzt.* Hinterher. Im Depot konntest du über nichts anderes reden. Aber nun bist du ja *zu Hause.*» Sie spie die Worte aus.

Sie klemmte sich meine Mokassins und ihre Pumps unter einen Arm. Ich konnte anscheinend nicht aufhören zu weinen. Sie steuerte mich zu den Duschen im Erdgeschoß, jenen neben dem Fitneßraum. Sie meinte, dort würden wir nicht Gefahr laufen, entdeckt zu werden; da im Erdgeschoß niemand schlief, gab es dort keine Nachtwache. Die Tür zu den vier ineinandergehenden Fitneßräumen war offen. Maeve setzte mich auf die Bank in der Garderobe, die den Duschen am nächsten war.

Mühsam zerrte sie sich das Kleid über den Kopf. Darunter trug sie nichts. Auf Zehenspitzen, nackt, die Arme gegen die Kälte vor der Brust gekreuzt, ging sie zu den Duschen, drehte sie auf und regelte die Temperatur. Dann kam sie zu mir zurück, aber ich weinte noch immer.

«Genug», sagte sie.

Ich schniefte. «Alles tut weh.»

«Wann hast du dich denn verletzt?»

«Beim Laufen.»

«Du bist gerannt?»

Ich nickte. «Zum Auto. Ich konnte dich nicht retten.»

Sie lächelte. «Das hatte ich auch nicht erwartet.»

«Aber ich.»

«Oh, Alice.»

Sie zog mich aus. Unsere Kleider bildeten ein feuchtes Häufchen. Ich hörte die Dusche plätschern. Dampf stieg auf und kletterte an den Kachelwänden empor. Maeve führte mich an der Hand.

Das Wasser war zuerst hart, prickelnd. Es stach in meine Haut und ließ mich zurückfahren. Maeve drehte an den Duschköpfen, bis das Wasser in weichen, dicken Strahlen herunterkam, die nicht weh taten. Sie wanderte zwischen den beiden Strömen aus den Duschköpfen hin und her.

«Ich wünschte, wir hätten eine richtige Sauna», sagte sie.

Ich stand schlaff unter der ersten Dusche, ohne zu weinen, und hörte und sah, wie sie sich bewegte. Dampf kräuselte sich an der Decke.

«Nach diesem Abend haben wir eine Dusche verdient.»

Ich hatte sie noch nie völlig nackt gesehen. Sie wog vielleicht fünfundzwanzig Kilo mehr als ich – mein halbes Körpergewicht. Sie hatte lange Beine und eine lange, fleischige Mitte. Linien wie Falten zogen sich über ihren Bauch. Als sie sich bückte, um die Seife aufzuheben, falteten sich die Linien zu Fettrollen. Ich zählte drei. Als sie sich aufrichtete, verschwanden sie.

«Seife?» Sie bot mir das Seifenstück an.

Ich schüttelte den Kopf. Ich brachte es nicht über mich, mich zu waschen.

«Komm schon.» Sie tappte zu mir. Alles tanzte: Brüste, Bauch, Schenkel. Ich konnte die Stränge ihrer Bauchmuskeln sehen.

Sie war nicht, was ich erwartet hatte. Sie war nicht perfekt.

Sie zwang meinen Kopf direkt unter den Wasserstrahl. Er schloß jedes andere Geräusch aus. Ich stand still. Sie seifte mich ein: Achselhöhlen, Hintern, zwischen den Beinen. Alles, was riecht. Die Seife wurde augenblicklich abgespült.

Als ich aus der Dusche trat, wies sie auf meine Schamhaare. «Schneidest du die nie?»

Ich schaute nach unten. Schwarze Löckchen ringelten sich an meinem Schenkel. Maeves Schamhaar war zu einem flachen, sauberen Dreieck geschnitten. Ich konnte zwei rosa Lippen sehen. Mein Haar war im Vergleich dazu wollig. Ich war nie auf die Idee gekommen, es zu schneiden. Ich spürte, wie meine Haut zu brennen anfing.

«Bald brauchst du so einen Zopf wie Gwen.»

Maeve hielt sich an den Rückseiten meiner Schenkel fest, als sie sich niederbeugte und mir beide Beine einseifte. Sie rieb kreisförmig um meine Knie herum. Sie hob beide Füße an und wusch mich zwischen den Zehen. Sie massierte meine Fußsohlen mit den Knöcheln einer zur Faust geballten Hand.

Als sie mit mir fertig war, stellte sie sich auf Zehenspitzen unter eine der Duschen. Sie machte sich so groß wie möglich, reckte den Mund dem Wasser entgegen und fing den Strahl ein. Sie spülte sich den Mund und spie dreimal aus.

Wir hatten keine Handtücher. Wir standen vor dem Spender mit den Papiertüchern und bedienten den Hebel. Wir zitterten und hinterließen Pfützen auf dem Boden, aber wir froren nicht mehr so wie zuvor. Maeve drückte den Knopf des Handtrockners. Er wärmte ihre Mitte, während sie ihr Haar trocknete. Die Papiertücher saugten sich voll und zerfielen uns in den Händen. Immer wieder zogen wir neue heraus.

Ich fühlte mich besser. Weniger verzweifelt. Ich sagte: «Wir müssen die nassen Sachen wieder anziehen, um nach oben zu gehen.»

«Scheiße», sagte Maeve.

Wir schauten auf den Stapel.

Sie sagte: «Vielleicht sollten wir die Kleider trockenfönen.»

Ich sagte: «Ich fürchte, die Hitze wird dein Kleid schmelzen lassen.»

«Leck mich.» Sie lachte. Wir lachten. Zum ersten Mal, seit wir das Depot verlassen hatten. Meine Rippen schmerzten, aber es tat gut, wie wenn man pinkelt, nachdem man lange ausgeharrt hat.

«Das haben wir im Schwimmteam immer gemacht», sagte ich.

«Was?»

«Den Handtrockner für den Körper benutzt.»

Sie schaute auf ihren trockenen Bauch nieder. «Dann bist du eine gute Schwimmerin?»

«Eine ziemlich gute.»

«Kannst du unter Wasser wenden?»

«Hm.»

«Das habe ich nie geschafft.»

«Ist auch nicht so einfach.»

«Schauen wir mal.» Sie warf einen Klumpen nasser Papiertücher in den Abfallkorb und trat vom Handtrockner zurück. «Gehen wir schwimmen.»

Da hätte ich eingreifen sollen. Ich hätte sagen sollen: Laß gut sein, wir wollen unser Glück nicht überstrapazieren. Man könnte annehmen, daß ich ihr nach dem Abend, den wir erlebt hatten, nicht weiter gefolgt wäre. Aber ich tat es. Maeve zu widerstehen war zu anstrengend. Und sie war in der Dusche so fürsorglich gewesen. Sie hatte jeden Teil meiner Haut berührt. Ich folgte ihr die Garderobe entlang zum Pool. Auf der anderen Seite der Plexiglaswand lag der quadratische schwarze See; seine Oberfläche war unbewegt.

«Schau, wie glatt das Wasser ist», flüsterte ich. «Sie müssen die Filter nachts ausschalten.»

Maeve stieß die Tür auf. Der Raum war warm, die Luft eine Mischung aus Chlor und Schimmel. Maeve tastete die Wände nach einem Lichtschalter ab. Ihre Hände glitten über die Kacheln. Sie fand drei Schalter, probierte alle aus und ließ dann nur ein Licht brennen: ein Spotlicht an der Decke, das die Mitte des Pools anstrahlte. Die Ecken und Seiten blieben dunkel.

«Keine ideale Beleuchtung, um Wenden unter Wasser zu demonstrieren», sagte ich.

Sie setzte sich auf den Rand des Beckens und ließ sich dann herunter. Sie krümmte sich zusammen, bis das Wasser ihre Brüste umgab. «Komm rein», sagte sie. «Es ist warm.»

Ich wollte hineinspringen. Das Wasser war flach, höchstens einsfünfzig an der tiefsten Stelle. Also ein Hechtsprung flach unter die Oberfläche. Ich wollte Maeve zeigen, was ich konnte.

Ich schoß hinaus über das Wasser, mein Körper flach wie ein Aal. Im letzten Moment bog ich mich leicht und tauchte mit den Fingerspitzen voran in den schwarzgrünen Pool. Ich verursachte kaum ein Geräusch und noch weniger Spritzer.

Maeve lächelte, als ich hochkam. «Bravo!»

Das Wasser war in der Mitte des Beckens, wo das Licht hineinschien, dunkelgrün, wurde dann undurchsichtig und an den Rändern schwarz. Ich schwamm zwei Bahnen unter Wasser. Maeves Beine drehten sich in meine Richtung, als ich vorbeiglitt. Ich war nie zuvor nackt geschwommen. Es fühlte sich an, als verliere man eine Hautschicht.

«Früher konnte ich länger unter Wasser bleiben», sagte ich, als ich auftauchte. «Syd und ich blieben am Strand so lange unten, daß Dad und Alex ins Wasser gerannt kamen.»

Maeve fragte: «Seid ihr viel zusammen geschwommen, du und deine Mutter?»

Ich nickte. Mir wurde bewußt, daß ich fast nichts über Maeve wußte. Ich fragte mich, wie sie es geschafft hatte, so lange der Mittelpunkt der Aufmerksamkeit zu sein und dabei so wenig von sich selbst preiszugeben. «Und was ist mit deiner Mutter?»

«Meiner Mutter?»

«Ja, wie ist sie?»

«Sie ist keine Schwimmerin, das steht fest.»

«Was denn dann? Was tut sie?»

«Tun? Sie tut überhaupt nichts. Sie ist einfach eine Mutter.»

Ich wußte nicht, was das bedeutete. Ich konnte mir Maeves Mutter nicht als Hausfrau vorstellen. «Sie arbeitet also nicht?»

«Doch.» Maeve schwenkte eine Hand durch die Luft, als wolle sie das Thema beenden. «Komm, zeig mir diese tolle Wende.»

Ich führte ihr Wenden und dann einige der leichteren Synchronschwimmübungen vor. Syd hatte sie mir beigebracht, den Eiffelturm, die Muschel, ein fliegendes Kamel, das zur Seemannsspirale wird. Maeve gefiel es. Ich zeigte ihr, wie man sich nach dem Anschlag im Wasser dreht und unter Wasser einen Salto vollführt. Sie geriet dauernd in Panik und streckte ein Bein aus, um den Grund zu fühlen. Es war schwierig, ihr in flachem Wasser Unterwasserwenden beizubringen.

Maeve schluckte Wasser und tauchte hustend auf. Ich sagte: «Ruhen wir uns aus.» Ich sah zu, wie sie wieder zu Atem kam. Ihre Brust hob und senkte sich, die Brustwarzen knapp unter dem Wasserspiegel. Ihr dickes Haar hatte sich um ihren Hals gewunden. Sie schob es hinter die Ohren zurück und drehte es zu einem großen Knoten zusammen. Ich merkte, daß sie sich wieder entspannte. Sie tauchte unter und schwamm auf mich zu. Am Beckengrund wirkte sie fester, weniger schwabbelig. Sie ergriff meine Fußknöchel und zog sich zwischen meinen Beinen durch.

Als sie an die Oberfläche kam, platzte ich heraus: «Hast du Geschwister?»

Maeve strich sich das Haar aus dem Gesicht. «Ist was, Alice?»

«Nur so. Ich weiß so wenig über dich. Kommt mir unfair vor.»

«Unfair für wen?»

«Für uns beide.»

Sie dachte darüber nach. «Du willst wissen, ob ich von meiner Mutter verlassen oder von meinem Vater mißbraucht oder von meinen Brüdern verprügelt worden bin; du willst wissen, was passiert ist, daß ich so geworden bin?»

«Ich will einfach etwas über dich wissen. Du weißt viel von mir.»

«Was mich an diesem ganzen Therapiekram stört, ist die Idee, daß die schrecklichen Details deines Lebens weniger schrecklich werden, wenn du sie aussprichst. Daß dieses verdammte Mitteilen die Katharsis bringt. Und daß du, wenn du zum Beispiel weißt, daß mein Vater meine Mutter verlassen hat, als ich zweieinhalb war, und daß er danach jahrelang jede Frau in unserer Heimatstadt gefickt hat, die er kriegen konnte, und daß meine älteren Brüder ihn einmal in einem Wandschrank eingeschlossen haben, damit er mich nicht verprügelte, und daß er einem von ihnen den Arm gebrochen hat, als er rauskam, daß du dann erstens verstehen könntest, warum ich tue, was ich tue, und es mir zweitens erklären könntest. Als könnte ich das nicht selber.»

«Ist das wahr?»

«Verflucht, Alice, laß uns einfach schwimmen.»

Ich tauchte unter und fing an, zwischen ihren Beinen hin und her zu schwimmen. Meine Gedanken rasten. Ich versuchte, mir ihre Eltern vorzustellen. Ich schwamm eine Acht und wand mich wie ein Aal um ihre Beine. Als ich mit der zweiten Figur fast fertig war, trat Maeve mich. Ich blickte auf. Ihr Gesicht war vom Wasser verzerrt, aber es war deutlich verändert. Etwas stimmte nicht. Der Pool wurde plötzlich hell. Ich tauchte auf. Alle Lichter brannten. Die Nachtschwester war da.

Man hatte uns erwischt.

Wir beide beim Nacktschwimmen.

Ich zwischen Maeves Beinen.

Ich hatte keine Zeit, mich zu schämen. Mich zu fragen, was die Schwester dachte. Sie war sachlich, nicht wütend. Sie brachte uns Handtücher, für jede zwei. Sie weckte niemanden auf, als sie uns zu unseren Zimmern eskortierte. Sie sagte uns, wir sollten am nächsten Morgen zur Meditation gehen und uns dann für unsere Teams bereithalten. Wir hätten bestimmt eine Menge zu besprechen.

Nachdem sie uns verlassen hatte, jede in ihrem eigenen Zimmer, klopfte Maeve an meine Tür.

Ich hatte Angst, zu öffnen, aber auch Angst, Maeve nicht einzulassen. Durch den Türspalt sagte ich: «Hör doch auf. Du wirst noch dafür sorgen, daß sie uns umbringen. Nachdem sie uns rausgeschmissen haben, werden sie uns erwürgen.»

Sie drängte sich ins Zimmer. «Ich kann heute nacht nicht allein schlafen.» Sie kletterte in mein Einzelbett. Und dann schliefen wir.

36

Ich schreckte auf. Es war dunkel, und ich wußte nicht, ob es bis zur Morgendämmerung noch Minuten oder Stunden waren. Maeve schlief tief, auf dem Bauch, ein Arm hing schlaff über den Bettrand, die Fingerknöchel berührten den Boden. Ihr Mund war geöffnet, und ich konnte sehen, wie sich in seinem Winkel Tropfen für Tropfen ein Speichelfaden bildete. Es war drückend heiß. Ich trat die Decke von den Füßen und knöpfte das Oberteil meines Pyjamas auf. Meine Haut war feucht vor Schweiß. An meinen Traum konnte ich mich nicht erinnern.

Maeve trug ein T-Shirt und einen Slip, der kaum ihre Arschbacken bedeckte. Ich streckte eine Hand aus und berührte die sommersprossige Haut. Das war ein Wort, das ich im stillen erst aussprach, seit ich Maeve kannte: *Arsch.* Früher hatte ich «Hintern» oder «Po» oder «Gesäß» gedacht. Ihr Fleisch war fest und prall, als sei es mit Wasser gefüllt. Ich legte die Hand um die Wölbung und sprach das Wort laut aus: «Arsch». Mit gefiel der harte Klang des A. Maeve wachte auf. Ich erinnerte mich an den Traum. Ich war jemandem nachgejagt.

Ich bewegte meine Hand zu ihrem Slip und zog den Stoff hoch, bis er in die Spalte rutschte. Ich wußte einiges über Sex. Da war die Zeit mit Ronald. Filme. Bücher, die ich gelesen hatte. Aber ich dachte, dies würde anders sein: zwei Frauen. Ich fragte mich, ob es spezifisch lesbische Akte gab. Falls ja, wie sollte ich sie kennen? Und falls ich sie kannte, falls ich von ihnen wußte, was bedeutete das dann? Ich flüsterte Maeve das Wort «Lesbe» ins Ohr.

Sie drehte sich nicht um. Sie sagte: «Sagst du mir was oder fragst du mich was?»

«Ich weiß nicht.»

«Ach, machen wir uns doch nicht soviel Gedanken darüber.»

«Ich mach mir keine Gedanken. Du etwa?»

Meine Hand bewegte sich über ihre Hüfte entlang und schob den Slip zur Seite. Ich fand ihre Öffnung; sie war feucht. Meine Finger glitten über die kühlen, üppigen Lippen, hin und zurück. Sie wurde noch feuchter. Ich drang ein, kletterte innen an ihr hoch. Ich fühlte den Druck und die Lust ihres Widerstandes und dachte: Ich will das. Maeve spannte sich wie ein Bogen, ihr Arsch bebte. Ich stieß hart in sie hinein. Dann noch härter. Die Wände waren dick und muskulös. Sie entfaltete sich; bei jedem Stoß fand ich mehr Platz, als öffne sich ein Raum in einen anderen und dieser wieder in einen anderen. Ich konnte nicht hart genug zustoßen. Ich dachte: Das nennen sie Eindringen von hinten. Wenn ich gekonnt hätte, hätte ich meinen ganzen Körper in sie gerammt. Als sie kam, zuckte sie vorwärts, und sie erschauerte. Ich fragte mich, ob das gut genug war. Mehr als alles andere wollte ich gut genug sein. Ich kuschelte mich an sie, die Wange an ihre kräftigen Schulterblätter, die Knie in ihre Kniekehlen geschmiegt. Bevor ich einschlief, dachte ich: Das Seltsamste am Sex ist, wieviel man darüber weiß, obwohl man eigentlich gar nichts weiß.

Als ich erwachte, war sie über mir. Ihr T-Shirt und ihr Slip waren verschwunden. Ihre Brüste waren groß und schwabbelig. Fast, aber nicht ganz wie die Brüste in den Magazinen. Sie hatte mein Pyjama-Unterteil heruntergezogen und saß da, ihr nasses Geschlecht offen – ich konnte es riechen, der gleiche weiche Duft war an meinen Fingern – gegen meines gepreßt. Ihr Bauch glänzte. Sie rieb sich an mir, zerrte an meinen Schamhaaren, glitt auf meinen Hüftknochen – wie ein Hund, der sich in Schlamm wühlt – und stieß nach unten, ihr Mund öffnete sich, und die Lippen verzogen sich zu dem gleichen häßlichen Grinsen wie im Depot, als sie mich geküßt hatte. Meine Hüftknochen standen heraus wie alte, mit Haut bezogene Bettpfosten.

Sie fiel nach vorn und fuhr mit ihren schweren Brüsten über meinen Bauch. Sie drückte eine Brustwarze gegen meinen Bauchnabel, und ein Schock durchfuhr meinen Körper. Sie führte ihre Brüste an mein Gesicht und blieb dort, ohne sich zu bewegen. Ich wurde steif wie ein Brett, meine Zehen zeigten zum Fußende des Bettes, mein Hals war nach hinten gebogen, das Kinn reckte sich zur Decke. Ich wollte, daß sie alles und nichts tat. Nie zuvor hatte ich mein Verlangen kennengelernt, und da war es plötzlich, so ungeheuer, so drängend, so überwältigend vital und intakt, daß ich innehalten und es einfach nur betrachten wollte. Doch Maeve ließ mich nicht. Sie zog ihre Brustwarzen langsam über meine Lippen und Backenknochen, in meine Augenhöhlen. Ich öffnete den Mund, so weit ich konnte, aber sie bewegte sich weiter, ließ mich nicht kosten, ließ mich nicht verweilen; es war eine qualvolle Zeitlupenparade von Brustwarze und Brust. Also hob ich meinen Kopf vom Kissen und streckte die Zunge aus. Maeve drückte mir die Hand auf die Stirn und drängte mich zurück. Sie schlug mir mit ihren Brüsten ins Gesicht. Ich strebte ihnen entgegen, bis sie mich endlich saugen ließ. Und saugen.

Später, als sie in mir war, dachte ich: Ich lasse nie mehr los.

Am Morgen fand Gert uns zusammen im Bett. Sie war völlig durcheinander. Sie hustete in ihre Hände und schaute nicht hin, als wir uns anzogen. Sie sagte: «Ich habe eine sehr schlechte Nachricht für euch.»

37

Wir dachten, die schlechte Nachricht betreffe uns. Aber, so unglaublich es war, sie warfen uns nicht raus, wollten uns nicht rauswerfen, unter keinen Umständen, wie es schien, außer, wir bezahlten die Behandlungskosten nicht. Es würde weitere Teamversammlungen geben, weitere Diskussionen, zusätzliche Gruppen- und Familientherapie. Sie würden uns nicht verloren geben, sagte Gert.

Die schlechte Nachricht war, daß Gwen tot war.

Sie war während der Nacht gestorben, als wir im Depot waren. Während Maeve Poolbillard spielte. Während ich Shirley Temple trank. Ein winziges Knochenfragment, ein blutiges Klümpchen wie geronnene Milch hatte sich aus zungenrotem Gewebe gelöst und sich nach oben bewegt, als Gwen schlief, war in ihre Lungen gedrungen. Was den Bruch betraf, hatte man uns belogen: Es war kein sauberer Bruch gewesen, sondern eher eine Implosion; Gwens Hüfte war unter ihr zerfallen wie pulverisiertes Glas.

Maeve ging in ihrem zu engen T-Shirt und ihrem Slip den Gang entlang, zog sich in ihrem Zimmer um, kam zurück, um mich auf den Mund zu küssen, und verließ die Klinik. Sie hinterließ ihre blauen Koffer, alle ihre Kleider, darunter auch das Kunstlederkleid und die hochhackigen Schuhe, ihre eindrucksvolle Handtaschensammlung, zwei Stangen Zigaretten und mich.

An diesem Tag hörte ich zu essen auf.

Teil VI

38

Nach zwei Wochen verlegten sie mich zurück in die Medizinische. Ich nahm stetig ab. Sie fürchteten einen weiteren Herzanfall. Ich konnte förmlich hören, wie sie das Wort «Haftung» flüsterten. Sie steckten mich in die Beobachtungsstation zwischen Intensivstation und Herzstation. Mein Zimmer war voller Geräte. Sie waren auf das Schlimmste gefaßt, obwohl ich an keine stationären Apparate angehängt war, sondern nur an einen tragbaren Herzmonitor und den Standardtropf. Den Herzmonitor mußte ich ständig tragen. Er war leicht – wie ein Kassettenrecorder –, hatte einen Riemen wie eine Handtasche und hing lose unter meinem Arm an meiner Brust. Ich könne im Krankenhaus nach Belieben herumgehen, sagten sie. Aber ich wollte nicht. Eine Schwester ließ mich zweimal täglich aufstehen und gehen. Die physische Schwäche durch die Nahrungsverweigerung machte sich bemerkbar. Sie sorgten sich wegen einer Lungenentzündung. So lange Zeit im Bett. Mit Hilfe eines Plastikinhalators mußte ich meine Lungen dehnen. Und ich bekam TPN – Total Parenteral Nutrition –, eine milchige intravenöse Mahlzeit aus Zucker, Vitaminen, Elektrolyten und Salz. TPN wurde aus zwei Beuteln gemischt, der eine doppelt so groß wie die üblichen Infusionsbeutel, ein durchsichtiges Euter, das schwer über meinem Kopf hing; aus dem zweiten, kleineren Beutel tröpfelten abwechselnd zum ersten ekliggelbe Lipide. Schon beim letzten Mal hatte ich TPN bekommen. Auch Gwen hatte es gehabt. Syd gefiel der Name. Sie fand, er klinge seriös. Sie behandelten mich jetzt anders, als sei ich wirklich verrückt. Ich hatte einen Psychiater statt der Therapeutin. Er schrieb Rezepte.

Drei Tage nach der Verlegung kam Louise mich besuchen. Offenbar bereute es das Personal, daß man ihr nicht erlaubt hatte, Gwen zu besuchen. Sie zappelte am Fußende meines Bettes herum und wußte nicht, ob sie sitzen oder stehen sollte. Mein Zimmer war größer als das in der Psychiatrischen, an der Wand über meinem Kopf hing ein Arsenal abschreckender Maschinen. Auf einer Seite des Bettes stand ein breiter Stuhl aus imitiertem Pinienholz mit gepolstertem Sitz und flachen Armlehnen, auf der anderen eine Miniaturkommode mit Plastik-Toilettengegenständen. Louise setzte sich schließlich auf den Rand meines Bettes, wobei sie ihr geschrumpftes, aber noch immer beträchtliches Hinterteil anmutig hob. Sie sah aus wie eine Frau, die ausgegangen ist, um einen Viertelliter Milch zu kaufen, und bei ihrer Rückkehr feststellt, daß ihr Haus bis auf die Grundmauern abgebrannt ist.

«Bitte, iß was», sagte sie.

Ich zuckte mit den Schultern.

Sie hatte sichtlich abgenommen, sie hatte weniger Kinne, ihr Gesicht war konturierter. Noch zwanzig Kilo oder so, und sie würde eine normale, harmlose Dicke sein.

Sie sagte: «Sie haben Amy nach Hause geschickt.»

«Im Ernst?»

«Sie hatte tatsächlich etwas zugenommen. Ich weiß nicht, warum wir das nicht bemerkt haben.»

«Ich glaube das nicht.»

«Ihr Agent kam sie in einem Lincoln-Towncar abholen.»

«Also hatte sie wirklich einen Agenten?»

«Offenbar.»

«Louise, warum sind die verrücktesten Leute in Wirklichkeit gesund und die gesündesten in Wirklichkeit verrückt? Und in welche Kategorie gehören wir?»

«Ich bin so einsam», platzte sie heraus.

Ich wollte sagen, daß es mir wegen Gwen leid täte. Ich wollte sie trösten. Aber ich trauerte über meinen eigenen Verlust. Alles, was ich herausbrachte, war: «Ihr zwei habt euch wirklich nahegestanden.»

«Ich hatte vorher nie eine Freundin.» Sie schwieg eine Weile. «Hast du gewußt, daß sie sich die Haare ausgerissen hat?»

«Was?»

«Sie entdeckten es, als sie ihre Hüfte operierten. Trichorrhexomanie heißt das.»

«Wer entdeckte was?»

«Die Krankenschwestern, als sie ihr den Zopf lösten. Ihre Kopfhaut war ganz wund.»

«Trich-o-rex-?»

«Trichorrhexomanie. Haarausreiß-Störung. Nicht zu verwechseln mit der Störung, bei der sie die Haare essen. Beides obsessiv-zwanghaftes Verhalten. Vor allem Frauen leiden darunter.»

«Überrascht mich nicht.»

«Deshalb hat sie immer einen Zopf getragen. Um die kahlen Stellen zu verdecken.»

«Kahl?»

«Kleine kahle Stellen.»

«Oh.» Ich starrte Louise an. Sie sah aus dem Fenster. Ich fragte: «Du wußtest Bescheid darüber?»

«Die Betreuerinnen erzählten es uns. Sie wollten uns darüber aufklären, damit solche Fälle nicht weiter unentdeckt blieben.»

«Aber du wußtest schon vorher davon.»

«Ja. Gwen erzählte es mir gleich am ersten Tag. Zufällig, es rutschte ihr einfach heraus. So sind wir Freundinnen geworden. Wir wußten das Schlimmste voneinander.»

Louise und ich schwiegen lange. Ich sah Gwens widerspenstiges, feines Haar vor mir. Erinnerte mich an Maeve, die es mit dem Haarband, das ich gestohlen hatte, zu bändigen versuchte. Ich fragte mich, was Maeve wohl zu Haarausreiß-Störungen sagen würde. Sicherlich etwas Witziges, Freches. Ich blickte zu Louise. Ich konnte das Gewicht ihres Kummers sehen, der sie niederdrückte wie zusätzliche Kilos.

Ich sagte: «Ich hab dich gehaßt.» Es kam einfach heraus. Leise, nicht einmal gemein.

«Ich weiß.»

«Du hast mich auch nicht gemocht.»

«Nein. Nicht vor dem Ausflug in die Mall. Das war nett, die Geschenke.»

«Ich hab bloß versucht, meine Gefühle für Maeve zu verbergen.» Ich beobachtete Louises Gesicht. Ich wollte nicht edler erscheinen, als ich gewesen war. Ich sagte: «Es war Tarnung. Eigentlich hatte ich dir oder Gwen gar nichts schenken wollen.»

«Ich weiß. Das wußten wir alle, Alice. Aber es war trotzdem nett. Du hättest es ja auch anders machen können – du hättest Maeve das Geschenk heimlich geben können. Aber das hast du nicht getan.»

«Alle wußten es?»

«Ja.»

«Maeve wußte es?»

«Maeve weiß immer, wer sie mag.»

«Wie kommt es, daß du soviel über jede von uns weißt?»

«Dicke Menschen haben viel Zeit zum Nachdenken.»

«Das weißt du nicht nur vom Nachdenken.»

Wieder zuckte sie die Achseln. «Manche umgeben sich mit dünnen Freundinnen. Oder mit hübschen Freundinnen. Andere fühlen sich dabei minderwertig.»

Sie starrte auf ihre Hände im Schoß. «Nicht daß sich eine Menge Menschen um meine Freundschaft gerissen hätten. Nun sind beide weg.» Sie blickte auf. «Du bist die einzige, die noch übrig ist und die ich mag.»

Ich fragte: «Weißt du irgendwas über Maeves Familie?»

«Nicht viel.»

«Sie sagte mal zu mir, ihr Vater hätte herumgevögelt und einem ihrer Brüder den Arm gebrochen. Stimmt das?»

«Mir hat sie gesagt, sie wäre ein Einzelkind. Und sie hätte ihren Dad nie gekannt.»

Es war demütigend, belogen worden zu sein. «Was glaubst du, warum sie so oft lügt?»

«Ich denke, daß sie sich vielleicht so tief reingeritten hat, daß sie keine Ahnung hat, wie sie da wieder rauskommen soll.»

«Sie fehlt mir», sagte ich.

«Ich weiß», erwiderte Louise. «Mir fehlt Gwen.»

39

Zwei Schwestern brachten einen Apparat, um mich im Bett zu wiegen. Eine riesige industrielle Hängematte, die an einem Metallkran hing. Sie rollten sie heran, drehten mich auf eine Seite, breiteten die Leinwand flach aus und rollten mich darauf. Dann hakten sie die Hängematte ein und zogen mich vom Bett hoch, nur ein paar Zentimeter, aber genug. Ich fragte mich, warum sie mich nicht auf eine richtige Waage steigen ließen – ich konnte noch immer aufstehen, und sie hörten nicht auf, mich dazu zu drängen –, als «Schwester» hereinkam. Ich fragte sie. Sie sagte, der Psychiater wolle nicht, daß ich wußte, wieviel ich wog.

Spät am Nachmittag fing ich an, an Maeve und daran zu denken, ob ich sie je wiedersehen würde, und ich hyperventilierte. Meine ganze Brust zog sich zusammen, und ich dachte: Da ist er, der Herzanfall, nur gab der Monitor keinerlei Alarm, selbst nachdem ich auf ihn eingeschlagen hatte, und so drückte ich, statt den Anfall ruhig kommen zu lassen, wie ich mir vorgenommen hatte, auf den Knopf, der die Schwester rief. Ich hatte schreckliche Angst. Der Pfleger, der herbeieilte, erkannte sofort, daß ich einen Anfall hatte, und legte zwei bleiche, behaarte Arme um mich. Büschel schwarzen Pelzes standen zwischen den Fingerknöcheln seiner Hände, die er mir um den Mund legte. Ich fragte mich, ob es häufig vorkam, daß Leute ihr Leben beendeten, indem sie sich zu Tode fürchteten.

Der Pfleger war sehr verständnisvoll, behauptete, ihm sei das auch schon passiert, und tat so, als habe meine Angst keinen Mangel an Glauben und keine Willensschwäche offenbart. Er blieb und schwatzte einige Minuten mit mir – die anderen Schwestern und Pfleger in der Beobachtungsstation setzten sich niemals hin –, und er war so freundlich und tröstend, daß ich nie vermutet hätte, er sei derjenige, der getratscht hatte, wenn nicht am gleichen Nachmittag mein Kardiologe, Dr. Anderson, aufgetaucht wäre.

«Es wäre leichtfertig von mir, nicht zuzugeben, daß ich höchst besorgt bin.» Dr. Anderson war so alt wie mein Vater, wenn auch kleiner und zurückhaltender, und hatte einen spitzen Adamsapfel in einem langen, faltenlosen Hals. Er hustete, und sein Adamsapfel tanzte wild. «Es gibt Komplikationen mit der TPN. Wir möchten sie so schnell wie möglich absetzen.»

«Was für Komplikationen?»

«Ihr Körper schafft es nicht, die ganze Glukose zu verarbeiten. Sie haben viel zuviel Zucker im Blut. Heute haben wir Zucker in Ihrem Urin gefunden.»

Der Adamsapfel war wie eine visuelle Begleitmusik: Er hob sich zu Beginn der Sätze, sank in der Mitte ab und erreichte am Ende seinen Höchstpunkt.

«Wir werden Ihnen Insulin geben, um Ihrer Bauchspeicheldrüse zu helfen. Alle sechs Stunden werden wir Ihr Blut testen, und je nach Ihren Zuckerwerten kriegen Sie eine Insulinspritze.»

«Und das, nachdem ich all die Jahre keine Süßigkeiten gegessen habe.»

«Wir können Ihnen nicht unbegrenzt TPN geben. Sie müssen anfangen... nun ja, Sie müssen essen.» Er hustete, und sein Adamsapfel hüpfte erneut. «Darf ich Sie etwas fragen – das ist nicht mein Fach – aber ich begreife einfach nicht – ich bin kein Psychiater – was ich wissen möchte: Warum essen Sie nicht?»

«Ich kann nicht.»

«Das ist keine Antwort.»

«Doch, wirklich. Ich habe meinen Appetit verloren.»

«Was wäre nötig, um ihn zurückzuholen?»

«Ich weiß nicht, es ist nicht so, wie wenn man die Stimme verliert – man trinkt einfach Tee mit Honig und wartet, bis sie wiederkommt. Es ist eher wie... wie eine Art physischer Gedächtnisverlust – das ist es –, ich kann mich nicht einmal erinnern, hungrig gewesen zu sein. Als wäre ich es nie gewesen.»

«Entschuldigen Sie», sagte er, «aber ich glaube, das ist ungeheurer Quatsch.»

40

Syd kam. Sie hielten sie jetzt nicht mehr von mir fern. Sie brachte ein Strickzeug mit. Ich hatte sie nie zuvor stricken sehen. Sie saß auf dem Stuhl neben meinem Bett und hielt ihre Nadeln fest. Sie zählte die Maschen und bewegte dabei die Lippen. Sie hatte Tränensäcke unter den Augen.

«Ich habe gehört, daß sie eine Gedenkfeier für das Mädchen abhalten, das starb.»

«Gwen?»

«Die Familie hat natürlich schon einen Gottesdienst gehalten. Aber sie machen hier auch etwas. Für euch. Und das Personal. Das Personal nimmt die Sache anscheinend sehr schwer.»

«Kann ich mir vorstellen.»

«Nein, ich meine das ernst.»

«Ich auch.»

«Wie war sie?»

«Unaufdringlich. Aufrichtig.»

«Sie soll ziemlich hübsch gewesen sein.»

«Nicht hübsch. Sie sah altmodisch aus. Irgendwie, wie nennt man das ...?»

«Möchtest du zu der Gedenkfeier gehen?»

«Eigentlich nicht.»

«Warum nicht?»

«Engelhaft. Das ist das Wort. Trifft besser zu als hübsch.»

«Ich würde mit dir gehen. Es ist in der Kapelle unten. Wenn du willst.»

«Syd, kann ich dich etwas fragen?»

«Natürlich.»

«Du scheinst nicht sehr bestürzt über all das. Ich meine, natürlich bist du bestürzt, du hast geweint. Aber ich hatte ein ... kleines Drama erwartet. Einen Schleier oder so was.»

«Dein Vater hat zu mir gesagt, daß das alles nicht *mir* passiert, sondern *dir,* und daß ich mich entsprechend verhalten soll.»

«Wie psychologisch von Dad. Darf ich daraus schließen, daß du mit ihm gesprochen hast?»

«Ich wollte ihn nicht anrufen, aber ich hatte keine Wahl. Er hat eines seiner Männer-Wochenenden. Nur daß es diesmal eine Woche ist. In Spanien. Auf Hemingways Spuren. Er kommt vorzeitig zurück.»

«Es wäre mir lieber gewesen, du hättest ihn nicht angerufen.»

«Dein Psychiater ist völlig einer Meinung mit deinem Vater.»

«Ein absoluter Schwachkopf.»

«Warum sagst du das?»

«Er läßt mich jeden Tag von den Schwestern wiegen, aber sie dürfen mir nicht sagen, wieviel ich wiege. Als würde die Zahl mir zuviel Befriedigung verschaffen.»

Syd stand auf und legte ihr Strickzeug auf den Stuhl. «Wie lächerlich! Wir müssen die Zahl unbedingt in Erfahrung bringen.» Sie marschierte aus dem Zimmer, die Schultern gereckt, unfähig, sich diesen kleinen Triumph zu versagen. Ich schloß die Augen. Ich war müde.

Sie kam mit einem Helfer zurück, der eine schwere, hohe Krankenhauswaage schob. Sie wies ihn an, sie neben mein Bett zu stellen.

«Syd ...»

«Ich habe die Schwestern gefragt. Sie haben gesagt, du seist ohne weiteres in der Lage aufzustehen.»

«Syd, du hast deinen Standpunkt bereits klargemacht.»

«Steh auf.»

«Du stellst mich bloß.»

«Vor wem? Hier sind nur wir. Ich versuche, dich vor der erschreckenden Möglichkeit zu bewahren, es könnte dir das Wissen darüber vorenthalten werden, auf wie wenig du dich heruntergehungert hast.»

«Syd ...»

«Das wäre ja, als hätte man das Rennen gewonnen, ohne den Preis zu bekommen.»

«Genug.»

«ICH SAGTE, DU SOLLST AUFSTEHEN!»

Ich schlug die Decken zurück. Warum fühlen sich manche Leute ständig gedrängt, einem eine Lehre zu geben? Ich trug zwei Krankenhausnachthemden, eines mit der Öffnung vorn, das andere mit der Öffnung hinten, so daß mein Gesäß bedeckt war. Meine Knie sahen aus wie Fäuste. Meine Fußnägel waren überlang. Ich trat auf die Waage, spürte die Kälte der metallenen Platte. Meine Beine waren von einer frischen Schicht schwarzer Haare bedeckt. Syd fingerte an den Gewichten. Anderthalb Kilo unter vierzig. Weniger, als ich gedacht hatte.

«So, also das ist wirklich eine Leistung für ein Mädchen von einsachtzig.»

«Hundertneunundsiebzig Komma fünf.»

«Ich hoffe, du bist zufrieden.»

«Nun laß schon gut sein.»

«Würdest du so freundlich sein, deiner Mutter zu sagen, was du zu erreichen versuchst?»

«Ich versuche gar nichts zu erreichen.»

«Was ich nicht verstehe, Alice, ist, daß das alles ist, was manche Mädchen können: mager werden. Aber du hattest doch so viele Qualitäten: Aussehen, Intelligenz, Persönlichkeit.»

«Ich habe nie gut ausgesehen, und wag nicht, etwas anderes zu behaupten. Das letzte, was ich bei *meiner* Gedenkfeier will, sind Leute, die sich darüber auslassen, was ich für ein hübsches Mädchen war. Und du weißt genausogut wie ich, daß Persönlichkeit ein Trostpreis ist, ein Trostpreis für die Unhübschen. Alles, was ich je war, ist klug, aber offenbar nicht klug genug. Sonst wäre ich nicht in dieser Lage.»

«Dein Narzißmus – wirklich –, ich weiß nicht, ob ich ihn noch länger ertragen kann.»

«Mein Narzißmus? Mein Narzißmus!» Ich schrie jetzt. «Wie kannst ausgerechnet du mir Narzißmus vorwerfen?»

«Schau, Alice, daß du dein Aussehen haßt, bedeutet noch nicht, daß du nicht narzißtisch bist. Du verbringst noch immer den ganzen Tag im Spiegel. Du schaust noch immer.»

41

Gert und Dana luden mich in aller Form zu Gwens Gedenkfeier ein. Sie baten mich, etwas zu sagen. Ich konnte sehen, was sie dachten: Bringen wir sie dazu, sich auf ein Ereignis in ihrer Zukunft zu verpflichten.

«Und worüber soll ich reden?»

«Worüber auch immer Sie wollen», sagte Dana. «Ihre liebste Erinnerung an Gwen.»

«Ich habe keine liebste Erinnerung.»

«Das ist ein bißchen unfreundlich», warf Gert ein.

«Sie vergessen, daß ich nicht besonders freundlich bin.»

«Nein, das sind Sie nicht.» Gert starrte mich vom Fußende des Bettes her an.

Ich konnte ihre Befriedigung sehen; sie hatte sich im Zaum gehalten.

Dana legte eine Hand auf Gerts Arm.

Ich sagte: «Wer wird sonst noch dasein?»

«Wir haben alle eingeladen.» Da war ein gewisser Unterton in Danas Stimme. Ein Köder, den sie mir vor die Nase hielt.

«Wer sind ‹alle›?»

«Alle Frauen, die in Gwens Abteilung waren. Auch diejenigen, die inzwischen nicht mehr hier sind.»

Ich konnte spüren, wie mein Gesicht zu glühen begann.

42

Ich fragte «Schwester», ob sie diesen Gestank nicht auch rieche, und bekam für diese Frage eine zweite Waschung mit dem Schwamm. Sie hatte Mittagspause in der Herzstation und besuchte mich, und ich war gerührt, daß sie sich in ihrer freien Zeit um mich kümmerte. Sie sagte, ich hätte keinerlei Geruch. Sie benutzte eine körnige Hafermehlseife, die auf der Haut kratzte, und ich konnte spüren, wie Schichten toter Zellen abgeschält wurden. Danach fühlte ich mich leichter. Sie trocknete mich von Kopf bis Fuß ab und stäubte mich mit einem vertrauten, männlich duftenden Talkumpuder ein, der den Geruch erfolgreich überdeckte. Er erinnerte mich an die Zeit, als Dad mich und Alex zum Haareschneiden zum Friseur mitnahm. Hinterher benutzte der Friseur eine flaumweiche weiße Bürste mit hölzernem Griff, um unsere Nacken mit Talkum zu pudern. Wir kamen alle drei mit dem gleichen Haarschnitt nach Hause, und Syd machte eine Szene.

Nachdem «Schwester» gegangen war, inspizierten und säuberten zwei diensthabende Krankenschwestern meinen Katheter. Dr. Anderson hatte ihn mir tags zuvor unter Lokalanästhesie direkt in die Brust implantiert, um die TPN dort einfließen zu lassen. Er sagte, er bevorzuge diese Vorrichtung für langfristige und umfangreiche Infusionen; so hätten sie unmittelbaren Zugang und weniger Scherereien. Die Phlebotomisten waren entzückt. Kein stundenlanges Klopfen mehr auf die Venen in meinen Handgelenken, um sie hervortreten zu lassen. Keine beschämenden, farbenprächtigen Blutergüsse in Purpur, Gelb und Grün mehr. Aber es fühlte sich seltsam an. Ich dachte: Für den Rest meines Lebens werde ich diese Öffnung in der Brust haben, diese funktionelle Wunde. Ich wollte es Maeve erzählen. Ich wollte einfach ihre Stimme hören.

Als die Krankenschwestern fertig waren, sagte ich ihnen, ich würde gern einen Spaziergang machen. Sie wechselten zustimmende Blicke und halfen mir in die Seaview-Slipper – endlich hatte ich auch ein Paar. Eine von ihnen verstellte den Herzmonitor, damit er mir beim Gehen nicht im Weg war, und dann führte sie mich den Gang entlang, ihre Hand über meiner auf dem Ständer mit der Infusion. Sie war der mütterliche Typ – ganz Busen und Anekdoten. Als wir in Sichtweite der Aufzüge waren, sagte ich: «Ich glaube, ich schaffe es allein.»

Sie sah aus, als bezweifle sie, daß ich das Metallgestell ohne Hilfe mitziehen könne, aber sie ließ mich damit allein. Sie ging zurück zum Schwesternzimmer, das einige Meter hinter uns lag, setzte sich hin und beobachtete mich. Ich bewegte mich in Richtung Münztelefone, die sich gleich rechts von den Aufzügen befanden.

Das Gestell war schwerer zu bewegen, als ich gedacht hatte. Mary Beth hatte gesagt, wenn wir all unsere mentale Kraft auf die Muskeln konzentrierten, die für eine bestimmte Körperübung benötigt würden, kämen wir schneller und weiter voran. Ich schloß die Augen und zwang alle Kraft in meinen rechten Arm. Das Gestell folgte mir. Eines der Telefone war besetzt; ein Arzt, der offenbar gerade aus dem Operationssaal kam und noch diese albernen blauen Papierbezüge über den Schuhen trug, telefonierte, und ich mußte einen der niedrig hängenden Apparate für Leute in Rollstühlen benutzen. Ich mußte mich niederbeugen, um zu wählen. Ich fragte bei der Auskunft nach Maeve Sullivan. Während unserer ganzen gemeinsamen Zeit hatte ich nie herausgefunden, wo sie wohnte.

«Welche Stadt, bitte?»

«Ich weiß es nicht. Könnten Sie alle durchprobieren?»

«Nein, Ma'am.»

«Dann vielleicht die Bostoner Gegend.»

Eine Maeve Sullivan war nicht verzeichnet, aber es gab dreizehn M. Sullivans. Ich versuchte, mich an Seans Nachnamen zu erinnern. In Seaview war er bloß Sean D. gewesen. Dann fiel mir die liebenswürdige Vorstellung seines Bruders Pat ein.

«Könnten Sie einen Sean Donovan suchen?»

«In welcher Stadt?»

Sean mußte in der Nähe des Depot wohnen, wenn er jeden Abend hinging. «Marshfield, bitte.»

Ich rief ein zweites Mal an, um die Telefonistin die Nummer wiederholen zu lassen, so daß ich sie auswendig lernen konnte. Die Nummer von Syds Telefonkarte hatte ich im Kopf. Nach dreimaligem Läuten nahm jemand den Hörer ab. Eine Frau.

«Maeve?» fragte ich.

«Wer ist da?»

Ich ließ den Hörer fallen. Die Schwester, die mich im Auge behalten hatte, stand auf und lehnte sich aus dem Sichtfenster. Ich konnte Maeves blechern klingende Stimme aus dem baumelnden Hörer plärren hören. Mein Herz hämmerte gegen meine Brust. In ihren klinischen Diskussionen bezeichneten die Ärzte es als anorektisches Herz. Ich fragte mich, wie sie es sich bildlich vorstellten: klein, armselig, sich gegen meine konkave Brust zu Tode klopfend, ein Taubenherz? Ein Froschherz – die Art, die wir in der siebten Klasse seziert hatten? Blutlos, zerbrechlich. Doch das war es nicht. Ich hängte den Hörer auf. Ich konnte gar nicht wieder zu Atem kommen.

Diesmal gab der Herzmonitor Alarm, und alle kamen sie angerannt. Zu sechst oder mehr. Dicke weiße Sohlen tappten über den Boden. Leute, die gerade aus dem Aufzug stiegen, wichen zurück, erschrocken über die Geräusche, die schreienden Schwestern. Ich lag auf einer Bahre. Ich flog durch den Gang. Ich war in der Luft und wurde von Hand zu Hand weitergereicht, von der Bahre ins Bett.

Sie zogen mir das Nachthemd über Gesicht und Hals, machten meine Brust frei. Kalte Finger und ein noch kälteres Stethoskop tasteten nach meinem Herz. Ich roch jemandes Haar.

«Ich habe es, ich habe es», schrie eine Frau.

Das Nachthemd trennte meinen Kopf vom Körper. Ein Stück Stoff verfing sich in meinem offenen Mund.

«Falscher Alarm!» Die Leute von der Herzstation schrien immer wie Mitglieder einer Sportmannschaft, die sicherstellen wollen, daß alle Spieler den Spielstand mitbekommen. «Tachykardie, kein Herzstillstand», schrie die Frau. «Panik, kein Herzstillstand.» Der Monitor war sehr empfindlich. Er hatte auf meine stark erhöhte Herzfrequenz reagiert. «Wieviel wiegt sie? Die genaue Zahl?» Sie stritten über die angemessene Dosis Beruhigungsmittel. Ich hörte Dr. Anderson die endgültige Anordnung geben; seine Stimme klang tonlos und gedämpft. Nach der Injektion des Beruhigungsmittels zog er mir das Nachthemd wieder herunter und bedeckte meine Brust. Er setzte sich auf den Bettrand, hielt meine Hand und wartete, bis das Beruhigungsmittel wirkte. Er sprach über seinen Sohn, der sich bei verschiedenen Colleges bewerben wollte, aber nicht lange genug stillsitzen konnte, um die Bewerbungen auszufüllen. Meine Augen fühlten sich riesengroß an; ich konnte zwar nicht genau verstehen, was Dr. Anderson sagte, aber ich sah seinen Adamsapfel hüpfen.

43

Louise brachte unsere Körperzeichnungen mit, um sie an meine Wand zu hängen, ihre, meine, Gwens und Maeves. Sie sagte, sie habe an dem Tag, an dem ich verlegt wurde, um die Erlaubnis dazu gebeten, aber das Betreuungsteam hätte so lange gebraucht, um eine Entscheidung zu treffen. Die Papierrollen waren unhandlich, und Louise mußte einen ulkigen Tanz aufführen, um sie mit Klebeband an der Wand zu befestigen. Schließlich holte sie Hilfe und kam mit einer Schwesternhelferin zurück, einem jungen Ding, das noch nicht darauf trainiert war, seine Verachtung zu verbergen. Sie hielt eine Ecke von Louises Zeichnung an der Wand fest und reichte Louise stückchenweise Klebeband.

Louise schwitzte heftig, während sie sich bückte, um die Ecken festzukleben und dann die Seitenränder. Die junge Helferin schaute von Louise auf die Zeichnung und dann wieder auf Louise. Ihre Nüstern weiteten sich ungläubig. Am liebsten hätte ich sie auf den Mund geschlagen, bis ihre gerümpfte Nase blutete. Es war schmerzlich, eine ganze halbe Stunde zusehen zu müssen, wie sie Louise bei ihrem Herumhantieren mit den Zeichnungen beobachtete. Endlich ging die Helferin. Die ganze Wand gegenüber meinem Bett war bedeckt.

«Damit du dich nicht einsam fühlst», sagte Louise.

«Und was ist mit dir?»

«Ich komme dich besuchen.» Sie legte den Rücken ihrer plumpen Hand an die Stirn. «Alice, ich gehe bald weg.»

«Du auch?»

«Ich fürchte, ja.»

«Wann?»

«Heute in einer Woche.»

Sie setzte sich in den Sessel neben meinem Bett. Sie paßte

beinahe hinein. Seite an Seite wie Zuschauerinnen bei einem Sportereignis betrachteten wir die Zeichnungen.

Louise hatte das Universum aus ihrem schwarzen Körperumriß herausgekratzt. Sorgfältig angelegte Sternbilder – ich erkannte Orion, Kassiopeia, die Milchstraße und den Großen und Kleinen Bären. Kleine Farbflecken durchsetzten das Schwarz, meist Grün und Gold.

Ich sagte: «Louise, Liebes, die innere Landschaft ist ein bißchen öde, das Universum ziemlich eindimensional. Verstehst du, was ich mit ‹innerer Landschaft› meine?»

Wir lachten übertrieben ausgelassen. Wir lachten so heftig, daß Louise mir ins Badezimmer helfen mußte, beide krümmten wir uns vor Lachen. Gleich hinter der Tür versagte meine Blase, und ein Strom farblosen Urins lief mir die Beine herunter. Louise sprang zurück, um ihre Schuhe nicht zu nässen. Wieder mußten wir heftig lachen. Wir hielten uns die Bäuche. Ich schaffte es nicht zur Toilette. Louise holte eine Schwester, die mir half, mich zu säubern. Als ich aus dem Badezimmer kam, saß Louise wieder im Sessel; ihre Augen waren rot, die Fröhlichkeit verschwunden. Sie betrachtete die Zeichnungen. Sie sagte: «Ich wünschte, du würdest essen.»

Gwens Zeichnung war im wesentlichen so, wie ich sie in Erinnerung hatte: ganz Kopf und Füße. Ein riesiger Haarschopf aus kanariengelben Federn. Die Lackschuhe aus Isolierband. Es gab nur zwei Details, die ich noch nicht gesehen hatte. Sie hatte mit Lippenstift, nicht mit Farbstift oder Pinsel, einen ziegelroten Mund aufgemalt. Eine Ecke war verschmiert. Ich erkannte die Farbe wieder, die Janine bei meinem ersten gemischten Treffen getragen hatte. Vielleicht handelte es sich um einen institutionalisierten Lippenstift, der von einer entlassenen Seaview-Patientin an die nächste weitergegeben wurde. Er ließ Gwens Mund fester und entschlossener aussehen, als er gewesen war. Unten auf das Papier hatte sie in Blockbuchstaben ihren Namen geschrieben: GWENDOLYN.

Meine eigene Zeichnung war die unfertigste. Ich hatte versucht, mein Blutkreislaufsystem abzubilden. Doch es gab keine

Kohärenz, nur obskure Linien, die innerhalb des dünnen Umrisses in alle Richtungen verliefen. Ich war selbst überrascht, wie langweilig das wirkte. Vor allem neben Maeve. Ihre Zeichnung war, wie zu erwarten, die lauteste, wenn auch ebenfalls unvollendet. Wirres Medusenhaar in satten Purpur- und Goldtönen. Rote Schultern, die in blaue Arme und hellrosa Hände übergingen. Das Papiermaché war unsorgfältig ausgeführt; die Teile, die sie fertiggestellt hatte – Haar, Arme, Beine und eine üppige Brust – bildeten klumpige dreidimensionale Vorsprünge. Sie vermittelten ein Gefühl von Leere. Meine Gelenke schmerzten. Ich wollte sie mit etwas ausfüllen.

Ich bat Louise, einen Spaziergang mit mir zu machen. Wir kamen bis zur zweiten Tür nach der meines Zimmers. Sie erbot sich, mich zurückzubegleiten, aber ich sagte, es gehe mir gut. Sie machte einen Schritt und hielt dann inne, legte zwei kräftige Arme um mich. Ich fühlte mich, als könne ich in ihrer Umarmung meine Knochen zählen. Als sie mich losließ, küßte ich sie auf die Wange. Sie sagte: «Ich sehe dich bei Gwens Gedenkfeier.» Das klang wie eine Anweisung und auch wie eine Bitte. Ich bewegte mich erst wieder, als sie in den Aufzug gestiegen war.

Der Ständer war seit meinem letzten Ausflug schwerer geworden. Die Schwestern waren nie in Sicht, wenn man wirklich jemand brauchte. Das ganze Gewicht befand sich am Fuß des Ständers – eine Pumpe in einem Metallkasten –, und ich mußte ihn mit den Füßen anschieben. Schieben-Schritt-Schieben-Schritt-Schieben-Schritt. Merkwürdig, daß sie sich keine Gedanken über die Kalorien machten, die ich bei den Spaziergängen verbrannte. Als ich mein Zimmer erreichte, hatte sich Schweiß auf meinen Augenlidern und meiner Oberlippe gesammelt.

Louise hatte Maeves Zeichnung neben der Tür aufgehängt. Maeve stand da wie im wirklichen Leben, die Füße fest auf dem Boden, den Kopf erhoben. Ich wollte die Tür schließen, drückte den Slipper gegen den Türstopper aus Gummi, konnte die Tür aber nicht von der Stelle bewegen. Ich machte kleine Schritte, bis ich vor Maeve stand, meine Augen in Höhe ihres Kinns. Ihre Gesichtszüge waren noch unvollendet. Ich stellte mir vor, wie ihr Mund sich zu einem höhnischen Grinsen verzog. Ich ließ den Infusionsständer los und beugte mich vor, den ganzen Körper nach ihr ausgestreckt, wie sie sich einmal nach mir ausgestreckt hatte, und fiel gegen das Papiermaché. Dort blieb ich und roch Mehl, Wasser und Kleister. Kein *Pluie* diesmal. Und nichts von dem darunter verborgenen Geruch. Keine wie mit Wasser prall gefüllte Haut. Keine weichen Rollen, um den Zusammenstoß mit meinem knochenharten Selbst abzumildern. Das war gewiß nicht Maeve, aber ich blieb trotzdem, wo ich war, und fühlte mich getröstet.

Als die Schwestern mich fanden, hoben sie mich geradewegs ins Bett, gaben etwas in meine Infusion, und ich schlief ein. Ich träumte, daß Maeve auf einem Floß war und ich neben ihr herschwamm.

44

Als ich aufwachte, saß ein junger Mann in dem Sessel neben meinem Bett. Ich beobachtete ihn mit halb geöffneten Augen. Er las. Es war Ronald Tillman, und er sah anders aus, als ich ihn in Erinnerung hatte. Dicker. Er hatte den Körper eines Mannes. Den Hals eines Mannes. Er stand auf und ging zu den Zeichnungen hinüber, die an der Wand hingen. Ich erwog die Möglichkeit, daß er ein Traum war.

«Du hast dich verändert», sagte ich.

Er drehte sich um. «Du auch.» Sein Haar war so kurz geschnitten, daß es fast wie geschoren und die Stirn hoch und eckig wirkte.

«Du bist älter», sagte ich.

«Acht Jahre.»

«Habe ich dich acht Jahre nicht gesehen?»

«Es ist lächerlich, ich weiß.»

«Was tust du hier?»

«Syd hat mich angerufen.»

«Das tut mir leid.»

«Mir nicht.»

«Sie muß verzweifelt sein.»

«Ich würde sagen, das ist eine zutreffende Einschätzung.»

Er war kein Traum. Ich brachte ein kleines Lächeln zustande. Es tat so gut, ihn zu sehen. Ich sagte: «Also, erzähl mir von deinem Leben.» Er kam zum Bett zurück. Er war anmutig und kräftig. Ich konnte die Muskeln in seinem Hals sehen. Hübscher als ich. Das war er immer gewesen. Er legte das Buch auf den Fußboden – *Die Kontinentalverschiebung* stand auf dem Umschlag – und zog den Sessel so nahe heran, daß er das Bett berührte. Ich ließ meine Hand fallen, und er nahm sie. Seine Hände waren stark und biegsam. Ganz plötzlich füllten sich seine Augen mit Tränen, und er beugte sich vor, um mir ins Ohr zu flüstern: «Du siehst schrecklich aus.»

Ich nickte. Seine Stimme klang so überrascht. Ich sagte: «Na, darüber reden wir später. Erzähl mir jetzt von den letzten acht Jahren. Was machst du? Wie geht es deiner Familie?»

Er faßte sich. «Es geht ihnen gut. Zum ersten Mal kommen sie bequem zurecht. Sie brauchen keine Studiengebühren mehr für mich zu bezahlen. Im Augenblick sind sie zwar total sauer auf mich, weil ich nach der Promotion beschlossen habe, einen Roman zu schreiben und nicht Englisch zu unterrichten. Meine Mutter ruft einmal in der Woche an, um sich wütend darüber zu beschweren, daß ich auf dem absteigenden Ast bin.»

«Und worum dreht sich der Roman, oder sollte ich das nicht fragen?»

«Du solltest nicht fragen.»

«Nicht einmal eine alte Freundin wie ich?»

Wieder füllten sich seine Augen mit Tränen, und er legte die Wange an meine Handfläche. Sein dunkles Gesicht hob sich scharf gegen die Krankenhauslaken ab.

Ich flüsterte: «Komm schon, bedeutete Felicitas nicht Glück oder Freude oder so was?»

Er sprach, ohne den Kopf zu heben. «Damals haben wir uns so gut umeinander gekümmert.»

«Sonst hätte ich es nie durch die High-School geschafft.»

«Wie haben wir es bloß fertiggebracht, uns überhaupt zu finden?»

«Göttliches Eingreifen, das muß es gewesen sein. Gottes einzige Gnade während der Pubertät.»

«Hast du gehört, daß Schwester Geraldine gestorben ist?»

«Nein.»

Er setzte sich auf. «Vor einem Jahr. Brustkrebs.» Er sah sich nach einem Papiertaschentuch um. Auf meiner Minikommode lagen welche. «Wie alt war sie?»

«Etwas über vierzig.»

«Du meinst, sie war um die Dreißig, als sie uns unterrichtet hat? Sie wirkte so alt.»

«Ich weiß.» Er schneuzte sich.

«Was für eine Vergeudung.»

«Was? Daß sie so jung gestorben ist?»

«Ja», sagte ich. «Was sonst?»

«Ich weiß nicht. Alles.»

«Was alles?»

«Es erscheint mir besonders grausam, daß sie Brustkrebs bekam. Nach allem, was sie aufgegeben hatte.»

«Du kennst ja das Sprichwort – ‹Wer verzichtet, gewinnt.›»

Wir saßen in unbehaglichem Schweigen. Er massierte seine Augenlider. Seine Finger waren lang, die Haut dazwischen aschefarben. Schließlich sagte er: «So, nun bist du dran. Was hast du getan, vor dem hier?»

«Ich bin Archivarin am Boston College. Ich habe gleich nach dem Abschluß angefangen.»

«Hört sich toll an.»

«Ist es aber nicht. Meistens ordne ich Papiere.»

«Hast du deinen Magister?»

«Ich bin noch dabei.»

Er nickte.

Ich sagte: «Ich habe so ein Gefühl, als ob du all das schon weißt.»

Er zögerte. «Syd hat es mir erzählt. Wir haben zusammen Kaffee getrunken.»

«Wirklich? Wo?»

«In ihrem Haus.»

«Ich hoffe, sie ließ dich die Schuhe anbehalten.»

«Ja, tat sie.»

«Wie überaus liberal von Syd.»

«Komm schon, Alice, so schlimm ist sie nicht. Sie hat mich immer gut behandelt.»

«Weil du so neu warst.»

«Für dich auch, am Anfang.»

«Am Anfang.»

Ronald stand aus dem Sessel auf und ging wieder zu den Körperzeichnungen hinüber. Wir fühlten uns beide verlegen und wütend. Er musterte die Porträts. Er berührte Farbstiftspuren, Federn, Papiermaché. Er stand sehr dicht davor und trat dann so weit wie möglich zurück. Eine Sekunde lang wünschte ich, ich hätte manches anders gemacht. Ich wünschte, ich hätte ihm in der High-School mehr erzählt. Nachdem wir Sex gehabt hatten. Ich wünschte, ich hätte nicht gewartet, bis ich nach Seaview kam, um über gewisse Gefühle zu sprechen – oder um darüber sprechen zu hören, denn sogar in Seaview vermied ich es, Gefühle zu diskutieren.

Plötzlich verspürte ich einen fast überwältigenden Drang, es ihm jetzt zu erzählen. Ausführlich über die Leere zu sprechen – unser Leitmotiv in Seaview. Wenn irgend jemand es verstehen konnte, dann Ronald. Nicht so verstehen, wie unsere Betreuer das taten, das heißt, jedes Wort und jede Handlung auseinanderzunehmen und bloßzulegen, die Aufmerksamkeit auf jeden Zoll unseres Lebens zu konzentrieren, bis es vor lauter scheinbarer Bedeutung, vor lauter Ursache und Wirkung zerbröckelte. Ronald, das wußte ich, konnte das Geheimnis dessen respektieren, was ich gefühlt und getan hatte. Ich hätte ihm beinahe gleich, an Ort und Stelle, von der Leere erzählt, die die Freßsüchtigen zu füllen versuchen, mit unmöglichen Mengen von Essen, wieder und wieder; die Leere, die die Bulimikerinnen auszuspeien versuchen, als habe sie sich festgesetzt wie ein Hühnerknöchelchen oder eine dünne Fischgräte in ihrer würgenden Kehle; während wir Anorektikerinnen mit unserem überlegenen Wissen und unserer Askese sie einzuschränken versuchen, sie durch Strangulation und Entbehrung zu komprimieren trachten, mit nichts, mit Zeit, mit konsequentem täglichem Abnehmen diese Falltür der Leere zum Strahlen zu bringen, die ich instinktiv in sich selbst zusammenfallen lassen wollte, Jahre, bevor ich von Louises schwarzen Löchern wußte, Jahre, bevor ich vor meinem inneren Auge diese enorme Masse von Nichts sehen konnte, die alles einsaugt und zu einem unendlich kleinen Wert, zu null Volumen und null Dichte zusammenzieht. Weg.

Aber ich tat es nicht. Ich ließ diesen Augenblick wie andere verstreichen. Ich bat Ronald, mir einen frischen Becher Wasser zu besorgen. Er ging hinaus auf den Flur, und als er mit einem neuen Plastikbecher und einem langen, akkordeonartig gefalteten Strohhalm zurückkam, nahm ich einen Schluck, meine Lippen bildeten einen winzigen Schnabel um sein Ende. Der kalte Metallgeschmack des Wassers ließ mich zusammenfahren. Meine Lippen waren trocken. Ich sagte: «Also, wovon handelt der Roman?»

«Ich sagte dir doch, du sollst nicht fragen.»

«Schau, so, wie es mir geht, werde ich ihn niemals lesen.»

«Es ist eine Geschichte übers Erwachsenwerden.»

Ich konnte den Schmerz in seiner Stimme hören. Ich fragte: «Autobiographisch?»

«Ja und nein.»

«Komme ich darin vor?»

«Warum ist das immer die erste Frage, die gestellt wird?»

«Es war meine zweite Frage, und wahrscheinlich möchte ich wissen, ob ich für dich genauso wichtig war wie du für mich.»

«Tatsächlich bist du die liebenswerteste Figur in dem Buch. Du hilfst dem Protagonisten, seine wahre Identität zu finden.»

«Ja?»

«Du bist natürlich sorgfältig verfremdet, du hast blondes Haar statt schwarzes.»

«Ich bin sicher, keiner wird mich erkennen.»

Er lachte leise.

Ich fragte: «Und was ist die wahre Identität des Protagonisten?»

«Oh, das weißt du doch.» Er sah mich an.

«Offenbar weiß ich es nicht.»

Er seufzte und lächelte dann. «Schwarzer Schwuler, der in einer weißen Vorstadt aufwächst.»

Es war etwas, das ich mein ganzes Leben lang gewußt, mir aber nie, niemals eingestanden hatte. Ich spürte die Ungeheuerlichkeit meiner Selbsttäuschung. Es machte mich traurig. Und ein wenig verlegen. Darüber, was mir entgangen war, was ich nicht hatte zur Kenntnis nehmen wollen. Ich fragte: «Seit wann?»

«Immer.»

Ich versuchte mich zu erinnern, was alles ich schon immer über mich selbst gewußt hatte. Ich sagte: «Wenn du es wußtest, wieso haben wir dann...?»

«Es war eine Art Bestätigung. Ich dachte, weil ich dich so sehr liebte und wenn es irgendeine Chance gäbe, daß ich mit Frauen könnte, dann hätte es mit dir funktioniert.»

Mit dem Verstand wußte ich, daß es mich nicht hätte treffen sollen, aber es traf mich doch. Ich sagte: «Tja, das gibt mir so ein Gefühl, als wäre ich... nun ja, überflüssig.»

Sein Gesicht sah kleiner aus, jünger. «Sollte es aber nicht. Ich meine, ich möchte das nicht. Du warst niemals – nicht einen Tag in meinem Leben – überflüssig.»

«Wenn etwas mehr als einmal passiert, ist es dann ein Trend? Ich habe mit zwei Menschen geschlafen, und beide haben mich hinterher verlassen.»

Er nahm ein Blatt Papier aus seiner Tasche und faltete es sorgfältig auseinander. Es war sehr zerknittert. «Hier. Das habe ich aufgehoben.»

Ich erkannte das Papier. Syds teures cremefarbenes Briefpapier. Wir durften es nicht benutzen. Ich hatte die Ecken abgerissen, damit es handgeschöpft aussah. Es lag noch immer fest in der Hand.

Felicitas,

ich habe viel über Dein Angebot nachgedacht. Was ist Unschuld, wenn nicht Unwissen? Wenn nicht Ignoranz? Ein geheiligtes Vertrauen, das es wert ist, losgelassen zu werden. Wenn wir uns ständig davor fürchten, unsere Unwissenheit zu verlieren, dann werden wir uns für immer vor dem Leben fürchten. Ich möchte lieber dieses Ablegen unserer unschuldigen Unwissenheit teilen, als mich selbst, wie T. W. sagte, von der Freundlichkeit Fremder abhängig machen. Dieses biblische gegenseitige Erkennen kann nur größere Kenntnis unserer getrennten Selbsts bringen.

Perpetua

Ich mußte weinen, als ich den Brief las. Ich erkannte dieses Mädchen, diese Stimme kaum wieder. Ich sah Ronald an. Er weinte auch. Sein Gesicht war noch jünger und schmaler geworden. Ich erinnerte mich an das Kino an dem Abend, nachdem wir miteinander geschlafen hatten; er hatte darüber geweint, daß Jill Clayburgh von ihrem Mann verlassen wurde. Während ich das Popcorn aß, hatte er alle unsere Servietten als Taschentücher verbraucht.

Ehe er ging, küßte er mich auf die Wange und sagte: «Wer immer sie ist, sie ist nicht ein Haar auf deinem Kopf wert.»

45

Ich träumte, sie zwängten mir mit Gewalt etwas in den Hals. Etwas Dickes aus Plastik, zu eng für den schmalen Durchlaß. Einen riesigen Akkordeon-Strohhalm. Zwei Leute hielten meine Schultern nieder, ein dritter kniete auf dem Bett und rammte mir mit beiden Händen das Plastikding in den Hals. «Schlucken, schlucken», sagte der über mir. «Braves Mädchen, komm jetzt, schlucken, schlucken.» Ich wachte auf und hielt meine Kehle umklammert.

Ein Mann war da, ein Arzt oder einer der Pfleger, das wußte ich nicht. Er stand im Schatten der Tür, seine Silhouette hob sich vor dem Licht aus dem Gang ab. Er sagte: «Na, na, es war nur ein Traum. Es war nur ein Traum.»

Ich sagte: «Sie haben mir einen riesigen Plastikschlauch in den Hals gesteckt.»

Er sagte: «Das ist der Respirator, nichts weiter. Sie erinnern sich doch an den Respirator. Das ist kein Traum, sondern eine Erinnerung. Nach dem Herzanfall hat man Sie zweifellos an einen Respirator gehängt.»

«Stimmt», sagte ich. Syd hatte mir davon erzählt.

«Genau», sagte er und rieb die fetten Hände aneinander. Ich wußte, es war Dr. Paul, der seine Beschämung in der Dunkelheit verbarg.

Mein Mund war aschetrocken, aber ich saugte die Säfte aus jedem Winkel meines Körpers und spie aus. Jetzt werde ich an Dehydrierung sterben, dachte ich. Aber er verschwand.

46

Ich hatte drei verschiedene Phantasien über Maeves Rückkehr. Eigentlich eher Szenarios, die ich gewissenhaft entwickelte, Tag um Tag, und Details hinzufügte, bis ich sie in meinem Kopf ablaufen lassen konnte wie Filme. In jedem Szenario kehrte sie bedeutsamerweise am Tag oder Abend von Gwens Gedenkfeier zurück.

Im ersten trug sie eine Schwesterntracht, die sie gestohlen oder bei der Heilsarmee gekauft hatte. Sie war aus der Mode, wie das bei Uniformen so geht, mit einem breiten Reißverschluß über die ganze Länge der Vorderseite. Ein Kleid der siebziger Jahre, eine Nummer zu klein und mit so langen Kragenecken, daß sie wie Revers aussahen. Ihre Brüste waren sichtbar, wo der Reißverschluß sich nicht ganz schließen ließ, und spannten die Nähte. Sie hatte zugenommen. Das Erbrechen hatte sie gänzlich aufgegeben.

Es war Nacht, und sie hatte sich in die Klinik und in mein Zimmer geschlichen, ohne die alberne Schwesternhaube, aber in obligatorischen weißen Strumpfhosen und Schuhen. Wenn ihre Schenkel sich trafen, konnte ich das Reiben des Nylongewebes hören. Sie war gekommen, um mich fortzubringen. Als erstes sagte sie: «Du siehst beschissen aus.»

Wir stritten uns einen Augenblick, wie Paare das tun, wenn sie wissen, daß sie sich wieder versöhnen werden. Ich sagte: «Wieso hast du so lange gebraucht?»

Sie sagte: «Ich mußte erst die Kostümierung zusammenkriegen.»

«Und mehr hast du nicht zustande gebracht?»

«Halt die Klappe und zieh dich an.»

Sie hatte mir Kleider mitgebracht. Weiche Baumwollhosen und ein leichtes Sweatshirt, die nicht auf der Haut kratzten. Sie schimpfte, als sie die gelben und grünen Blutergüsse an meinen Armen sah, und verfluchte die Ärzte. An der Gerätewand hinter meinem Bett fand Maeve den Anschluß für meinen Herzmonitor und schaltete ihn aus. Ich legte den Monitor auf das Fußende des Bettes. Ich bestand darauf, die Seaview-Slipper anzubehalten.

Sie hatte einen Rollstuhl besorgt. Als sie sich bückte, um die Fußstützen einrasten zu lassen, schaute ich in den Spalt zwischen ihren Brüsten, und das Begehren überfiel mich wie ein Schock. Ich streckte meine welken Knochenfinger aus und berührte eine Brust. Ich wollte den Reißverschluß ihres Kleides aufziehen; ich wollte, daß ihre Brüste mit einem schweren Plop aus ihrer Polyesterhülle fielen wie Melonen von der Ladefläche eines Lastwagens; ich wollte, daß sie sie an mein eingeschrumpftes Gesicht hielt. Statt dessen richtete sie sich auf und streichelte meine Wange; ihre Finger zogen die scharfe Linie meines Kinns nach.

Sie hüllte mich in zwei Decken ein und stopfte sie um mich herum fest. Sie setzte mir eine Baseballmütze auf den Kopf, deren Schirm mir sofort über die Augen rutschte. Vorsichtig löste sie die Infusion von meinem Katheter und ließ das Zuckerwasser auf mein Bett rinnen, wo es die Laken und die Schafwolldecke durchnäßte. Sie rollte mich am Schwesternzimmer vorbei zum Aufzug. Auf dem Parkplatz erspähte ich Pats klapprigen Kleinlaster. Sie half mir aus dem Rollstuhl auf das Trittbrett und in das vertraute Führerhaus. Ich fragte nicht, woher sie den Wagen hatte. Ich fragte sie nicht, wohin wir fuhren. Ich zupfte an der gelben Polsterung, die aus den Löchern in den Sitzen quoll. Als sie eingestiegen war, zog sie die häßlichen Schuhe und die weißen Strumpfhosen aus und fuhr barfuß; ihre Zehen reckten und ihr Spann wölbte sich bei jedem Schalten und Beschleunigen. Während sie fuhr, beobachtete ich, wie das kurze Schwesternkleid sich an ihren Schenkeln hochschob.

Im zweiten Szenario kam sie am hellichten Tag eine Stunde vor Gwens Gedenkgottesdienst. Sie trug die gleichen Lederhosen, in denen ich sie das erste Mal gesehen hatte, den gleichen ausgeschnittenen Angorapullover, nur saß alles enger. Sie hatte zugenommen. Als erstes sagte sie: «Du siehst beschissen aus.»

Wir stritten uns wie ein Paar, das sich gegenseitig weh tun will.

Ich sagte: «Du bist fett geworden.»

Sie sagte: «Ich hab das Kotzen ganz aufgegeben.»

«Fett sein ist also besser?»

Sie sagte: «Sean hat einen sehr dicken Schwanz.»

«Er benutzt ihn wohl zum Feuerlöschen.»

«Nein, zum Anzünden.»

«Warum bist du gekommen?»

«Ich will nicht, daß du dich meinetwegen zu Tode hungerst.»

«Du schmeichelst dir selbst.»

«Ich bin das nicht wert.»

«Das ist noch untertrieben.»

«Du siehst aus, als würdest du gleich sterben.»

«Und ihr beide werdet danach glücklich leben bis an euer seliges Ende?»

«Ich finde, du solltest zu Gwens Gedenkfeier kommen.»

«Ich finde, du solltest gehen.»

Wenn sie tatsächlich ging – ihr Arsch sah in den zu engen Hosen wie eine Wassermelone aus –, stand ich auf, löste die Infusion vom Katheter und ließ den Glukosesirup auf den Boden laufen. Ich ging an die Gerätewand hinter meinem Bett und fand den Anschluß für den Herzmonitor. Ich schaltete ihn aus und ließ dann den harmlos aussehenden Monitor auf meinem Kopfkissen liegen. Ich ging unbehindert und barfuß zu den Körperzeichnungen an der Wand. Ich riß Maeves Zeichnung in langen Streifen herunter. Als die Schwestern mich fanden, lag ich bewußtlos auf dem Boden, von Papiermaché umgeben.

Im dritten Szenario kam Maeve zwei Stunden vor Gwens Gedenkgottesdienst. Sie trug eine weiße Uniform, ähnlich der im ersten Szenario; sie arbeitete in einer Bäckerei. Sie hatte zugenommen. Als erstes sagte sie: «Du siehst beschissen aus.»

Wir zankten uns wie ein Paar, das nicht weiß, warum es streitet.

Ich sagte: «In diesen Strumpfhosen sehen deine Beine aus wie Baumstämme.»

Maeve hatte das Erbrechen aufgegeben, aber sie sagte, das sei nur vorübergehend. Seans Schwanz war mittelgroß bis klein. Sie hatte einmal im Fahrerhaus des Kleinlasters mit Seans Bruder Pat gevögelt, die Polsterung aus den Sitzen hatte sich in ihren Haaren verfangen, und die scharfen Kanten des zerrissenen Kunstleders hatten in ihre Haut geschnitten. Pats Schwanz war entschieden größer. Sie würde so lange bei Sean bleiben, bis sie wieder mit dem Kotzen anfing, und dann würde sie zu Pat ziehen. Die Brüder würden ewige Feinde sein. Sie würde einen Monat oder so mit Pat durchhalten, bis es wieder anfangen würde. Wenn die Toilette zum ersten Mal verstopft wäre, würde sie gehen.

Ich fragte: «Und was ist mit mir?»

Sie sagte: «Ich glaube, der Unterschied zwischen Ficken mit Männern und Ficken mit Frauen ist, daß ich die Männer, die ich ficke, *haben* will, während ich die Frauen *sein* will. Deshalb konnte ich nie ausschließlich mit Frauen vögeln. Ich brauche dieses Selbstgefühl, das Sean mir widerspiegelt. Jedesmal, wenn ich Sean ansehe, sehe ich mich, wie er mich sieht. Aber bei Frauen ist das ganz anders – ich weiß nicht, wie ich es beschreiben soll. Zum ersten Mal passierte es, als ich sechzehn war. Die Frau war Köchin in dem Restaurant, in dem ich als Kellnerin arbeitete. Ich fühlte mich, als sei ich auf die andere Seite übergewechselt. Es war faszinierend, wie wenn man wirklich stoned ist, wie wenn man die Erde vom Mond aus sieht. Aber dann geriet ich in Panik: Was ist, wenn ich nicht mehr zurückkann? Was ist, wenn ich hier vom Rest der Welt abgeschnitten werde? – Das ist mir zu anstrengend.»

Ich sagte: «Ich bin nicht *Frauen*. Ich bin Alice.»

Sie sagte: «Trotzdem.»

Ich sagte: «Ich möchte, daß du dich auf mich legst.»

Sie sagte: «Du wirst andere Frauen lieben.»

Ich sagte: «Ich will aber nicht.»

«Trotzdem wirst du.»

Ich sagte: «Bitte, leg dich auf mich.»

Sie sagte: «Ich würde dich zerdrücken. Du würdest erstikken.»

«Ja.»

Sie entfernte den Türstopper aus Gummi und schloß die Tür. Sie schaltete das fluoreszierende Deckenlicht aus, zog den Vorhang zu und streifte die Schuhe ab. An beiden großen Zehen hatten ihre Strumpfhosen Löcher. Sie kletterte auf der Seite ins Bett, an der kein Infusionsständer stand. Ich mußte den Herzmonitor verschieben, so daß er auf meiner Brust lag statt an meiner Seite. Das Kopfende des Bettes kippte nach hinten. Sie warf ein weißbestrumpftes Bein über meine beiden Beine und krümmte ihren langen Körper, bis er sich um mich wand, ihr Kopf lag an meinem Halsansatz, ihre Nasenspitze streifte mein Schlüsselbein. Ich spürte, wie sie ein- und ausatmete. Ich sank unter dem Gewicht ihres Fleisches, der Hitze ihrer Brüste zusammen. Ich atmete wie beim Meditieren: kurze, flache Atemzüge, die erstaunlicherweise genügten. Ihr üppiges Haar floß über meinen Körper. Ich konnte sehen, daß sie es färbte. Ich schob ein paar Strähnen von meinem Katheter und steckte die Spitzen in den Mund. Ich hob das Haar in ihrem Nacken und atmete die Feuchtigkeit ein, die dort war. So lagen wir genau eine Stunde lang. Ich zählte auf der Wanduhr jede Minute mit. Maeves Atem wurde regelmäßig; vielleicht schlief sie. Ich blieb hellwach. Als die Stunde um war, ging sie.

Aber Maeve kam nicht. Keines der Szenarios verwirklichte sich. Ich wartete und aß nicht. Tage vergingen. Eine weitere Woche. Ich reduzierte mich auf meine absolute Essenz und wartete auf sie. Ich stritt mich mit Syd und brachte meinen Vater, der mich aus Madrid anrief, zum Weinen. Ronald schickte Blumen, er war der einzige, der sich diese Mühe machte. Alle versuchten, mich zum Essen zu bewegen oder wenigstens dazu, zu Gwens Gedenkgottesdienst zu gehen, wo ich, wie sie wohl annahmen, mit der kalten Realität des Todes konfrontiert werden und bereuen würde. Statt dessen zählte ich auf Maeves Rückkehr. Das würde der Höhepunkt sein. Sie würde am Tag von Gwens Gedenkfeier kommen und mich retten, oder sie würde kommen und mich endgültig ins Chaos stoßen. Ich hatte gelesen, daß Sterbende oft darauf warten, noch irgendeine persönliche Angelegenheit regeln zu können, ehe sie endlich loslassen. Der Tod hatte seine Stadien – Schock, Verweigerung, Wut, Feilschen und Akzeptanz. Ich feilschte um Maeve: Ich würde jedes Szenario akzeptieren, solange sie nur kam. Vor dem Chaos hatte ich ein bißchen Angst. Aber vor ihrer Gleichgültigkeit hatte ich mehr Angst.

Gegen halb fünf am Tag von Gwens letzter Ehrung – der Vier-Uhr-Gottesdienst hatte schon vor einer halben Stunde angefangen – war meine Angst in Wut umgeschlagen. Ich war nicht mal ein Lebewohl wert. Ich stellte mir vor, wie sie neben Sean unten in der Kapelle saß und fromm um Gwen trauerte. Ich schob meine Beine über den Bettrand. Das Blut in meinen Adern schien langsamer zu fließen. Ich spürte die Steifheit meiner Glieder. Ich spürte, wie steinhart ich war.

Mir kam der Gedanke, daß in irgendeinem parallelen Universum meine drei Szenarios gleichzeitig abliefen. Alle drei und dazu noch dieses, das reale, in dem ich allein aus dem Bett kletterte, den Herzmonitor ausschaltete und mitten auf der Schafwolldecke zurückließ, den Tropf vom Katheter löste, weil der Infusionsständer zu schwer zu schieben war, und die nutzlose Flüssignahrung auf den Boden neben meinem Bett tropfen ließ – nicht ganz so reichlich, wie ich es mir vorgestellt hatte. Es gab ein Universum, in dem alle möglichen Versionen des Lebens gleichzeitig stattfanden, ein Universum, in dem Maeve mich aus Seaview entführte *und* mich verließ (um mit einem Mann glücklich zu sein) *und* mich verließ (um mit verschiedenen Männern, aber hauptsächlich mit sich selbst unglücklich zu sein). Doch ich lebte nicht in diesem Universum, wo Verlassen wenigstens einen Sinn hatte. Ich lebte da, wo Maeve mich einfach vergessen hatte.

Ich war wütend, aber ich war auch gelangweilt und einsam. Es langweilte mich, nicht zu essen. Ich war einsam vor lauter Leere, die ich unter Kontrolle zu halten pflegte, indem ich nicht aß, die sich jetzt aber plötzlich ausbreitete, angefacht durch meine Wut. Zum ersten Mal seit Wochen wollte ich nicht allein sein, konnte es nicht aushalten. Von all diesen Gefühlen war das einzige, das mir guttun würde, die Wut. Ich schürte sie.

Ich bückte mich, um die Slipper anzuziehen, und wurde durch den Höhenunterschied fast ohnmächtig. Meine Knie knackten, ein lautes Plop wie von einem Korken. Ich nahm den Morgenrock, den Syd mir geschenkt hatte, aus dem Schrank und wickelte mir den Gürtel zweimal um die Taille, ehe ich ihn verknotete; das Loch in meiner Brust war sauber versteckt. Auf der Türschwelle wartete ich, bis die Luft rein war, und kämpfte die Schwindelgefühle nieder. Mein nächster Nachbar war ein älterer Herr, der einen doppelten Bypaß überlebt hatte. Ich schleppte mich zu seiner Tür, indem ich mit meinem knochigen Rücken die Wand entlangglitt; durch die offene Tür sah ich, was ich brauchte: ein Gehgestell mit vier Rädern. Das würde mich bis zum Aufzug stützen. Der Mann schlief. Als ich meine spinnenartigen Finger um die Gummihandgriffe des Gehgestells schloß, kam mir ein Zufall zu Hilfe: Jemandes Herzmonitor schrillte. Während der zehnminütigen Hektik, die darauf folgte, schob ich mich unentdeckt dem Aufzug entgegen.

Im Erdgeschoß würde ich auffallen. Als die Aufzugtüren sich öffneten, hielt ich inne, eingeschüchtert durch die Explosion von Geräuschen, die mir entgegenschlugen. Ein junger Mann hielt höflich die Tür auf, die Hand auf dem Gummimechanismus. Ich wußte nicht, warum das Aussteigen soviel länger dauerte als das Einsteigen, aber das tat es, und eine Menge Leute sammelten sich auf einer Seite, während ich den Lift verließ. Sie trugen Schichten von Kleidern, schwere Pullover und leichte Jacken – es war Mai, aber noch immer nicht Frühling –, und ihre Wangen waren gerötet von der Kälte draußen. Sie standen schweigend da, während das Gehgestell und dann ich zum Vorschein kamen. Ihre Augen wanderten von den Metallbeinen zu meinen dünnen Armen und meiner Wirbelsäule. Ich spürte das Gewicht meiner Haut.

Ich versuchte, nicht nach rechts oder links zu blicken. Ich konzentrierte mich auf das Zeichen, das am Ende des kurzen Ganges von der Decke hing, ein elektrisch beleuchtetes Quadrat mit der roten Aufschrift AUSGANG. Von dort aus links und dann nach ich weiß nicht wie vielen Metern zu der automatischen Glastür. Ehe ich die erreichte, würde ich den Informationsschalter für Besucher und die Geschenkboutique passieren. Und gleich gegenüber lag die Kapelle. Als ich das AUSGANG-Schild hinter mir hatte, konnte ich das Summen der automatischen Tür hören. Ich spürte, wie die Kälte von draußen durch den Flur wehte. Die Seaview-Slipper waren dünn; ich bewegte die Knochen beider Füße und krümmte die Zehen. Ich war nicht sicher, was ich zu Maeve oder den anderen sagen würde. Die Leere schien sich auszubreiten, als ich, so schnell ich konnte, um die Ecke bog. Ich roch den Parkplatz.

Zwei bogenförmige Holztüren bildeten den Eingang zur Kapelle. Sie waren fünf Meter hoch und hatten nur einen einzigen, übergroßen antiken Türknopf, den man mit zwei Händen drehen mußte. Ich stand mit meinem Gehgestell da und wartete. Ich würde jemanden abpassen müssen, der herauskam. Die Geräusche von drinnen klangen gedämpft, aber ich erkannte die trockene Stimme des Gastpriesters, der die eine Messe gelesen hatte, die ich in der Kapelle gehört hatte. Es schien Jahre her. Ich erinnerte mich an den Aufruhr, den meine Bitte, zur Messe gehen zu dürfen, ausgelöst hatte; ich erinnerte mich an Gwens Zorn, als sie auf dem Weg zum Frühstück an meiner Tür vorbeikam, an ihren weißen Kopf, der aufgeleuchtet hatte; ich erinnerte mich an Louise, die mit ihrem gewaltigen Körper Gwen vor meiner ebenso gewaltigen Überheblichkeit und Gier abzuschirmen versucht hatte. Ich begann zu zittern.

Eine Frau erschien. Sie trug ein laminiertes Namensschild mit einem Fotoausweis, auf dem stand: *Mein Name ist EVELYN, und ich bin EHRENAMTLICHE MITARBEITERIN in Seaview. Kann ich Ihnen behilflich sein?* Sie hatte mich vom Informationsschalter für Besucher aus beobachtet. Ohne mich anzusehen, ergriff Evelyn mit beiden Händen den riesigen Türknopf und öffnete die Tür, so weit es ging. Sie stand dahinter, so daß die Leute drinnen zuerst das Gehgestell sahen. Bis ich voll sichtbar wurde, hatten sie sich in ihren Kirchenbänken umgedreht, und der Priester, der alte Mann, war verstummt.

Die kleine Kapelle war voll. Alle sechs Bänke auf beiden Seiten waren besetzt. Obwohl ich es gewöhnlich vermied, öffentlich angestarrt zu werden, machten mir die Blicke der Leute nichts mehr aus – darüber war ich hinaus. Ich hielt einen Moment inne und erwiderte das Starren. Es war eine Erleichterung, vertraute Gesichter zu sehen. Ich fühlte mich augenblicklich weniger einsam. Zu meiner Linken standen die Leute aus Seaview, rechts Gwens Familie und Freunde. Es überraschte mich, daß Syd auch da war, in der allerersten Bank neben Louise, die am Boden zerstört schien. Gert und Dana standen in der Bank gleich dahinter.

Vorn rechts erspähte ich Hank, daneben befanden sich wohl Gwens Eltern, die Mutter eine gedämpfte Version von Gwens Weißblondheit. Ihre Schultern waren vogelartig gekrümmt, eine Haltung, die so typisch für Gwen gewesen war, daß ich mich fragte, ob sie das schon immer gehabt oder auf irgendeine seltsame Art durch Gwens Tod geerbt hatte, eine Verkehrung der üblichen genetischen Übertragung von einer Generation auf die andere. Auch sie sah dünn aus. Der Vater hatte den verwirrten Ausdruck von jemandem, der seit kurzem die Fähigkeit zu sprechen verloren hat, die fragende, fast noch vernünftige Miene eines Alzheimer-Patienten im Frühstadium. Die Freunde waren das übliche Sortiment. Oboespieler, nahm ich an, wohlmeinende Kinder mit Treuhandvermögen und College-Zimmergenossinnen, die «von allem keine Ahnung hatten». Eine Frau mit dunkler Brille und Gehstock hielt das Ohr und nicht die Augen auf mich gerichtet. Höchstwahrscheinlich war sie die Blinde, der Gwen jede Woche vorgelesen hatte, ehe sie in Seaview verschwunden war.

Sie alle warteten auf mich.

Ich wußte, es war Gwens Gottesdienst, Gwens Augenblick. Doch ich fühlte mich, als sei ich kurz davor, ihn ihr zu stehlen. Syd weinte. Ich brauchte sie nicht zu sehen, um zu wissen, daß sie weinte. Ich schaute wieder auf die Seaview-Seite. Amy stand neben Queen Victoria, die großmütterlich und gesund aussah. Sie hatte den orangefarbenen Teint von den Abführmitteln verloren. Penny und Pennys Freundinnen, die schnurrbärtige Gewichtheberin und die Triathletin, standen alle in der gleichen Reihe wie Mary Beth, deren Lippen sich in irgendeinem Zen-Gebet stumm bewegten. Keine Maeve. Aber sie mußte dasein. Ich begann meinen Gang nach vorn. Klappern und Rattern. Es war, als bewegten sich winzige Schrauben und Muttern lose im hohlen Metallrahmen des Gehgestells; sie klirrten bei jedem Schritt, eine eintönige Begleitmusik.

Der alte Priester trat vom Altar herunter und kam auf mich zu. Er war gekleidet wie beim letzten Mal, kein Meßgewand, sondern nur Chorhemd und Stola über schwarzen Hosen und dem allgegenwärtigen Kragen. Ich hatte die Freundlichkeit in seinem Gesicht damals nicht bemerkt, aber nun war sie sichtbar und milderte die tief eingegrabenen Falten, die seine Züge zu einer Art religiöser Mißbilligung versteinert hatten. Er ging vorsichtig um den kleinen rechteckigen Tisch in der Mitte des Ganges herum, auf dem nicht der Kelch mit den Hostien stand, sondern ein halbes Dutzend Fotos von Gwen und eine silberne Urne. Ich hörte Schluchzen von beiden Seiten. Ich dachte: Sie brauchte sicher nicht lange in der Einäscherungskammer zu bleiben, ihre Knochen waren ja schon fast Asche.

Der alte Priester legte mir eine altersschwache Hand um den Ellbogen und bedeutete mir, das Gehgestell loszulassen. Ich spürte die Wärme, die seine Fingerspitzen verströmten. Ich ließ das Gehgestell gleich hinter Gwens tatsächlichen und symbolischen Überresten zurück. Ein paar der Fotos stammten aus der Zeit vor der Anorexie. Eines mit Hank. Der Priester drückte meinen Ellbogen, und ich sah ihn an. Er lächelte.

Plötzlich wurde mir klar, daß man ihm die Klinikbesuche nicht zugewiesen hatte, wie ich bei meinem ersten Gottesdienst gedacht hatte; er hatte sich dafür entschieden. Er war nicht kaltgestellt und zu der hoffnungslosesten, deprimierendsten Aufgabe eines Priesterlebens verpflichtet worden. Der alte Mann kam Tag um Tag nach Seaview, weil er das wollte. Ich stellte mir das weiche, dickflüssige Öl der Letzten Ölung auf seinem Daumen vor. Er nahm es genau und war noch von der alten Schule, ein Liebhaber des Rituals; dieser Daumen salbte Augenlider, dann Nüstern, Lippen, Handflächen und die Sohlen gekrümmter Füße. Er war nicht dem Modernen, Bequemen, Unpersönlichen erlegen. Er machte nicht nur das Kreuzzeichen auf Stirnen und war dann fertig. Er nahm es auf sich, des Lebens letzte Bindungen zu lösen. Und das erfüllte ihn.

Ich war froh darüber. Daß wenigstens eine Person Erfüllung finden konnte. Vorn in der Kirche ließ er mich bei Louises Bank allein. Syd war eine Reihe nach hinten gerückt, und Louise rutschte weiter und machte mir Platz. Ich setzte mich, und der Priester kehrte an den Altar zurück und nickte der Gemeinde zu. Die anderen nahmen ebenfalls Platz. Er hob die Hände, und eine volle Minute lang hielt er sie einfach empor.

Es gab keine Kommunion. Es war ein Gedenkgottesdienst, keine Totenmesse. Ich hatte die ersten fünfundvierzig Minuten versäumt, die mit Berichten über Gwens positiven Einfluß auf ihre Mitmenschen verbracht worden waren. Der alte Priester benutzte die verbleibende halbe Stunde für eine Neuauflage seiner Palmsonntagspredigt, die ich bereits gehört hatte. Gwens Eltern sahen nicht so aus, als seien sie davon überzeugt, daß der Tod der Vorläufer der Geburt ist. Er sagte, was alle Priester sagen, daß Verlust ein Teil des ungeheuren, unergründlichen göttlichen Plans ist. Er sah Gwens Eltern an, und ich konnte erkennen, daß er wirklich mit ihnen fühlte. Seine trockenen Augen glitten suchend über unsere Köpfe hinweg. «Das ist es, was wir mit der Zeit werden», sagte er, «die Summe unserer Verluste. Das ist alles, was wir haben.»

Als es vorbei war, segnete er Gwens Urne und trat dann zu den Eltern. Er schüttelte ihnen die Hände. Er klopfte Hank auf den Rücken. Ehe er ging, kam er zu mir herüber. Er lächelte, und sein Gesicht verzog sich entlang der tief eingegrabenen Falten. Er nahm meine Hand in seine. Seine Daumen waren riesig.

Ich folgte seinem leicht gebeugten Rücken, als er aus der Kapelle schritt. Diesmal hatte er seinen sauberen schwarzen Trenchcoat gefaltet auf einer Bank der allerletzten Reihe zurückgelassen. Als er sich nach ihm bückte, sprang ein Verwandter von Gwen auf und öffnete die Türen. In der bogenförmigen Öffnung, eingerahmt vom hellen, fluoreszierenden Licht aus dem Foyer, stand Maeve. Sie trug eine kurze weiße Uniform, die seit Jahren aus der Mode war. Ich konnte die Ringe unter ihren Augen sehen. Sie sah müde aus. Sie nahm einen Tiegel Lippenglanz aus der Vordertasche ihrer Tracht, die ihr eine Nummer zu klein war. Der Priester zog seinen dunklen Mantel über Chorhemd und Stola und schritt durch die Tür der Kapelle. Im Hinausgehen versperrte er mir einen Moment den Blick. Im selben Moment verlor ich Maeve aus den Augen.

Die Trauernden traten aus ihren Kirchenbänken in den Mittelgang, zogen Mäntel an, schüttelten Hände, diskutierten, wo sie nach dem Gottesdienst essen würden. Ich fürchtete, daß Maeve wirklich verschwunden sein würde, bis ich mich durch die Menge gedrängt hatte, daß sie nicht nur hinter der Kapellentür verborgen, sondern durch die automatische Glastür auf den Parkplatz gegangen und in den wartenden Kleinlaster oder Wagen oder was auch immer gestiegen sein würde, dessen Polsterung zerrissen war und deprimierend wirkte, weil sie sich schon seit vielen Jahren in diesem Zustand befand. Ich fürchtete, bis ich den Kapelleneingang erreicht hatte, würde Maeve in eine Welt verschwunden sein, wo die Dinge, wenn sie zerbrochen waren, auch so blieben.

Ich versuchte es trotzdem. Ich verzichtete auf das Gehgestell und tastete mich vorwärts, mich mit Spinnenfingern auf Kirchenbänke stützend, Schultern berührend, an Ärmeln ziehend, mehr als einmal drängend. Mehrere Leute aus Seaview versuchten, mit mir zu reden. Die kleine Amy näherte sich, stellte sich mir sogar in den Weg und sagte hallo, aber ich ging um sie herum. Ich konzentrierte mich, wie Mary Beth es uns gelehrt hatte, auf die Muskeln, die für das komplexe Manöver notwendig waren. Ich senkte den Kopf und wich den Blicken aus. Ich hatte Maeve gesehen! Ich war gleichzeitig wütend und begeistert. Ich steuerte meinen verwüsteten Körper der Kapellentür entgegen.

Zum zweiten Mal ließ meine Anorexie mich scheitern. Ich kam absurd langsam voran. Die halbe Gemeinde – Gwens Familie und Freunde – erreichte die Tür vor mir, und ihre Gleichgültigkeit war mächtiger und reißender als mein stärkstes Verlangen. Ich konnte die Kapellentür nur im Schneckentempo erreichen. Als ich hinkam, war Maeve fort. Ich war sicher, daß ich sie niemals wiedersehen würde. Nach alldem, nach all dem Wollen und Nicht-Wollen und Versuchen-nicht-zu-Wollen war das Verlangen selbst eine Enttäuschung. Es fehlte ihm an Wirkungskraft. Ich hatte so lange Angst davor gehabt, daß ich nicht erkannte, wie unwirksam es sein konnte. Es war nur eine Tatsache, wie die Farbe von Gwens Haar, wie der Umfang von Louises Taille, wie Maeves Hängebrüste. Verlangen war eine Wahl, die ich treffen konnte oder nicht. Nicht mehr. Was ich in diesen Wochen seit Gwens Tod und Maeves Fortgang aus Seaview nicht erkannt hatte, war, daß ich sie bereits getroffen hatte. Vor Wochen und Wochen. Nicht unbedingt an dem Tag, an dem Maeve und ich uns kennengelernt hatten, aber bald danach. Als ich zum ersten Mal versuchte, sie zu beeindrucken. Im ersten Augenblick, in dem ich zugab, und sei es nur vor mir selbst, daß ich ihre absolute, ungeteilte Aufmerksamkeit wollte – nein, brauchte.

Was am Ende, als ich darüber nachdachte, bemerkenswert schien, war nicht, daß ich eine Frau geliebt hatte, sondern daß ich eine so unperfekte Frau geliebt hatte. Maeve in all ihrem Chaos. Das hätte ich zu ihr gesagt, wenn sie am Kapelleneingang gewesen wäre, als ich ihn endlich erreichte. Daß ich ihre Unvollkommenheit liebte. Aber sie war nicht da. Was konnte ich tun? Ich wandte mich den paar Nachzüglern zu, die noch in der Kapelle waren.